LA PANDEMIA DE GRIPE ESPAÑOLA

La Pandemia Más Mortal de la Historia y Cómo Cambió el Mundo

de
ELLIOT FRANK
traducción
DIEGO IGNACIO RAMOS

Copyright © 2020

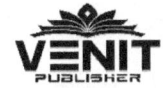

ÍNDICE

INTRODUCCIÓN

La pandemia de Gripe Española fue una de las pandemias más mortíferas de la era moderna, calificada como "el mayor holocausto médico de la historia". A pesar de la gravedad, es justo decir que la Gripe de 1918 casi ha sido olvidada como un acontecimiento trágico en la historia, esto comporta aspectos negativos, porque aprender del pasado puede ser la única manera de estar razonablemente preparados para futuras pandemias.

El número de muertes causadas en todo el mundo se estima en 40 y 100 millones. Otros investigadores han sugerido números aún más altos, que parecen algo escandalosos. Sin embargo, la aparición y el desarrollo de la Gripe Española sigue planteando una serie de cuestiones sin respuesta, que deben abordarse a la luz de las nuevas pandemias de gripe.

Nuestra principal preocupación es establecer dónde, cuándo y bajo qué circunstancias comenzó la pandemia.

¿Empezó en la primavera-verano de 1918, o hubo episodios anteriores relacionados con la gran pandemia?

¿Tiene alguna similitud con las pandemias actuales?

Exploramos los informes de los médicos que sirvieron en las líneas y que ayudaron a los ejércitos franceses y norteamericanos durante la Primera Guerra Mundial. Estos documentos se guardan en los archivos de los servicios de salud del ejército francés en Val-de-Groce (París) y archivos militares de Estados Unidos e Inglaterra. Otras fuentes incluyen artículos médicos y libros publicados durante ese período. También se consultó varios archivos en África, España y Portugal para proporcionar información completa.

Como un antecedente importante pudimos encontrar que la pandemia de 1889-1890 fue particularmente interesante debido a las similitudes con la Gripe Española posterior. Establece un vínculo entre las epidemias y las pandemias que se han producido en los tiempos modernos y especialmente con la Gripe extremadamente virulenta de 1918. Los médicos de la época atribuyeron esos brotes a los restos de la pandemia de 1889-1890, consideraban que la Gripe era una enfermedad endémica. En ese momento, no había distinción entre gripe estacional y gripe pandémica, el virus subyacente aún no había sido descubierto.

La pandemia de 1889-1890 puede haber ocurrido en los siguientes países, entre otros: China (después de la inundación de 1888); Athabasca en Canadá (mayo de 1889); Groenlandia (verano de 1889), Tomsk en Siberia o Bujará en Uzbekistán (octubre de 1889).

Sabemos con certeza que los primeros casos surgieron en San Petersburgo (Rusia) 27 de octubre de 1889, y rápidamente se expandió por ferrocarril a toda Europa. En París, los primeros casos se registraron el 17 de noviembre, en Berlín y Viena el 30 de noviembre, en Londres a mediados de diciembre y los países del sur de Europa, desde Italia hasta Portugal a finales de diciembre. La Gripe se extendió a los Estados Unidos en enero de 1890, con los primeros casos en Boston y Nueva York. Durante los primeros meses del año, se extendió a América, África, Asia y Oceanía, llegando a islas remotas como Madagascar, Jamaica y Santa Helena en agosto.

Las pandemias de Gripe, se distinguen de las epidemias por la distribución geográfica, han causado muerte y caos durante siglos. Sin embargo, en las últimas décadas, la globalización ha dado lugar a cambios sociales y económicos aumentando las posibilidades de desarrollar nuevas enfermedades y contribuido a la propagación de nuevos virus.

En manera positiva, la globalización también ha facilitado la cooperación internacional y ha promovido el desarrollo de la investigación y vigilancia de las nuevas enfermedades, es decir este proceso cambia la forma en que surgen las pandemias, como se experimentan, comprenden y controlan.

Este libro explora cómo los cambios en la demografía humana, los sistemas económicos, las capacidades médicas y las prácticas epidemiológicas afectaron el desarrollo de la Pandemia de Gripe Española y los desafíos que tuvieron que afrontar para responder a los brotes.

En el siglo pasado, surgieron diferentes cepas de gripe, cada una de las cuales condujo a una pandemia mundial. Estas enfermedades se abordaron, destacando el origen, características y sus respectivas consecuencias. Este estudio se complementa con un análisis de los cambios en los años intermedios entre las pandemias, su relación con los procesos de globalización y el desarrollo de las prácticas de investigación en enfermedades infecciosas y como han incidido en la exposición y la preparación para la próxima pandemia.

Desde 1918 a la actualidad, en todas las regiones del planeta habitado hemos sufrido al menos una epidemia de gripe mortal, con índices más o menos alarmantes, después de aquel catastrófico año, la humanidad cambió la manera en cómo reaccionaba a una enfermedad viral, aunque los funcionarios no estaban preparados para lo que ocurrió, considerando que la atención gubernamental y económica estaban todas concentradas en los esfuerzos armamentísticos de la época, podemos encontrar documentación que nos permite observar el paso y la devastación de la Gripe Española de la mano a la "Gran Guerra".

EL ORIGEN

Se cree que el reservorio natural predominante para los virus de la Gripe es un ave acuática silvestre. Periódicamente, el material genético de las cepas vírgenes se transfiere a cepas de virus que son infecciosas para los seres humanos a través de un proceso llamado reordenamiento. Las cepas del virus de la influenza humana recién adquirido y los segmentos internos de ARN que codificaban proteínas fueron responsables de los brotes de Gripe pandémica en 1957 y 1968. El cambio en el subtipo de hemaglutinina o el subtipo de hemaglutinina y neuraminidasa se denomina desplazamiento antigénico. Dado que los cerdos pueden infectarse con cepas de virus aviares y humanos se han propuesto como intermediarios en este proceso. Hasta hace poco, sólo había pruebas limitadas de que un virus de la Gripe aviar completa podía infectar directamente a los seres humanos. En 1997, dieciocho personas se infectaron con el virus de la Gripe aviar H5N1 en Hong Kong, seis murieron de complicaciones después de la infección. Aunque estos virus eran poco transmisibles o no transmisibles, su aislamiento de los pacientes infectados indica que los seres humanos pueden infectarse con cepas completas de virus de la Gripe aviar. Los brotes de H5N1 en aves de corral se generalizaron en Asia en 2003-2004, al menos 23 personas murieron por complicaciones de la infección en Vietnam y Tailandia (OMS 2004).

En 2003 se produjo un brote de H7N7 altamente patógeno en granjas avícolas de los Países Bajos. Este virus causó infecciones (principalmente conjuntivitis) en 86 procesadores de aves de corral y tres contactos secundarios, una de las personas infectadas murió de neumonía. En 2004, un brote de Gripe H7N3 en aves de corral en Canadá también causó infección en un solo individuo (OMS 2004). Se dice que un paciente en Nueva York se enfermó después de la infección por un virus H7N2, por lo tanto, puede que no sea necesario involucrar a los cerdos como intermediarios en la formación de una cepa del virus pandémico, ya que la reorganización entre un ave y un virus de la Gripe humana puede ocurrir directamente en los seres humanos.

Mientras que la reorganización con genes codifica la superficie, las proteínas parecen ser un evento crítico para la producción de un virus pandémico. Hay un gran número de datos que sugieren que los virus de la Gripe también necesitan adaptaciones específicas para propagarse y replicarse de manera eficiente. Un nuevo anfitrión, entre otras características debe ser la unión funcional del receptor HA (La hemaglutinina "HA" es una glucoproteína antigénica que se encuentra en la superficie del virus de la gripe) y la interacción entre las proteínas virales y huésped. Definir los cambios adaptativos mínimos necesarios para que un virus reorganizado funcione en los seres humanos es esencial para entender cómo se originan los virus pandémicos.

Una vez que una nueva cepa matriz de virus ha sufrido los cambios que le permiten propagarse en los seres humanos, la virulencia se ve afectada por la presencia de nuevas proteínas superficiales que permiten al virus infectar a una población inmunológicamente ingenua. Este fue el caso en 1957 y 1968, y casi con toda seguridad fue el caso en 1918. Si bien la novedad inmunológica puede explicar gran parte de la virulencia de la Gripe de 1918, es probable que rasgos genéticos adicionales hayan contribuido a su excepcional letalidad.

Desafortunadamente, no se sabe lo suficiente sobre cómo las características genéticas de los virus de la Gripe, afectan la virulencia. El grado de enfermedad causada por una cepa o virulencia del virus en particular es complicado, incluye factores del huésped como el estado inmunológico y factores virales como la adaptación del huésped, la transmisibilidad, el tropismo tisular o la eficiencia de la replicación viral. La razón hereditaria de cada una de estas características aún no ha sido completamente retratada, sin embargo, es casi seguro que es poligénico. Antes de realizar pruebas para el virus de 1918 descrito en esta revisión, sólo dos cepas del virus de la Gripe pandémica estaban disponibles para el análisis molecular: la cepa del virus H2N2 de 1957 y la cepa del virus H3N2 de 1968. La pandemia de 1957 dio lugar a la aparición de un reordenamiento. Los virus de la Gripe en los que HA (Hemaglutinina) y NA

(Neuraminidasa) fueron sustituidos por segmentos genéticos estrechamente relacionados con los de las cepas del virus aviar.

La pandemia de 1968 siguió a la aparición de una cepa extraña en la que el gen HA del subtipo H2 fue intercambiado con un segmento de ARN H3 derivado de aves, mientras que el gen N2 derivado en 1957 fue retenido. Más recientemente, se ha demostrado que el gen PB1 reemplaza las cepas del virus pandémico de 1957 y 1968, también con una posible derivación de aves en ambos casos. Los cinco segmentos de ARN restantes que codifican el PA, PB2, nucleoproteína, matriz y proteínas no estructurales se retuvieron de las cepas del virus H1N1 que circulaban antes de 1957. Estos segmentos fueron probablemente los descendientes directos de los genes presentes en el virus de 1918. Dado que sólo las cepas del virus de la Gripe pandémica de 1957 y 1968 están disponibles para el análisis de secuencia, no está claro qué cambios son necesarios para forzar la ocurrencia del virus con potencial pandémico. El análisis de secuencia del virus de la Gripe de 1918 nos permite abordar potencialmente la base genética de la virulencia y la adaptación a los seres humanos.

Antecedentes Históricos

Los brotes de la enfermedad no sólo inundaron América del Norte y Europa, sino que también se extendieron a la desolada Alaska y a las islas más remotas del Pacífico. Se estima que un tercio de la población mundial (500 millones de personas) pudo estar clínicamente infectada durante la pandemia.

La enfermedad también fue excepcionalmente grave, con tasas de mortalidad entre las personas infectadas por encima del 2,5 por ciento, en comparación con menos del 0,1 por ciento en otras epidemias de Gripe. Es probable que la mortalidad total atribuible a la pandemia de 1918 sea de aproximadamente 40 millones.

A diferencia de la mayoría de las cepas posteriores del virus de la Gripe que se desarrolló en Asia, la "primera ola" o "ola de primavera" de la pandemia de 1918 surgió en los Estados Unidos en marzo de 1918, sin embargo, la ocurrencia casi simultánea de Gripe en marzo-abril de 1918 en América del Norte, Europa y Asia hace que sea difícil asignar finalmente un punto de origen geográfico. Es posible que una mutación o reordenamiento se produjera a finales del verano de 1918, lo que resultó en una virulencia significativamente mejorada. La ola primaria de la pandemia mundial, la "ola de otoño" o "segunda ola", ocurrió en septiembre-noviembre de 1918, en muchos lugares, hubo otra ola de Gripe importante a principios. Tres brotes extensos de Gripe en un año son raros, pueden indicar características únicas del virus de 1918 que se pueden revelar en orden. Los brotes de Gripe interpandémica generalmente ocurren en una sola ola anual a finales del invierno. La gravedad de los brotes anuales se ve afectada por la deriva antigénica, con una cepa de virus modificada por anticuerpos que emerge cada dos o tres años, incluso con la Gripe pandémica, aunque las influencias estacionales regulares pueden ser vulneradas a finales del invierno, la sucesión de olas claras dentro de un año es rara. La pandemia de 1890 comenzó a finales de la primavera de 1889, duró varios meses y se extendió por todo el mundo, alcanzando su punto máximo en el norte de Europa y los Estados Unidos a finales de 1889 o principios de 1890, la segunda ola surgió en 1891 (más de un año después de la primera ola) y la tercera ola a principios de 1892 (Jordania

1927). Al igual que en 1918, las sucesivas olas parecían causar enfermedades más graves, por lo que se alcanzó la mortalidad máxima en la tercera oleada de la pandemia, sin embargo, las tres olas se extendieron durante tres años, en comparación con menos de un año en 1918. No está claro lo que le dio al virus de 1918 esta inusual capacidad para generar oleadas repetidas de la enfermedad, tal vez las proteínas superficiales del virus se movieron más rápido que otras cepas del virus de la Gripe, o tal vez el virus tenía un mecanismo inusualmente eficaz para evadir el sistema inmunitario humano.

La mayoría de las personas que murieron durante la pandemia sucumbieron a neumonía bacteriana secundaria, ya que los antibióticos no estaban disponibles en 1918, sin embargo, un subgrupo murió poco después de la aparición de los síntomas, a menudo con hemorragia pulmonar aguda masiva o edema pulmonar, generalmente en menos de cinco días.

En los cientos de autopsias realizadas en 1918, los principales hallazgos patológicos se limitaron al aparato respiratorio, y la muerte se debió a neumonía e insuficiencia respiratoria, estos hallazgos son consistentes con la infección con un virus de la Gripe bien adaptado que permite una replicación rápida en todo el sistema respiratorio, no hubo evidencia clínica o patológica de circulación sistémica del virus, además, en la pandemia de 1918, la mayoría de las muertes ocurrieron entre adultos jóvenes, un grupo con una tasa de mortalidad por Gripe muy baja. Las tasas de mortalidad por Gripe y neumonía en personas de 15 a 34 años fueron más de 20 veces más altas en 1918 que en años anteriores. La pandemia de 1918 también es única entre las pandemias de Gripe, ya que el riesgo absoluto de mortalidad por Gripe fue mayor en las personas menores de 65 años que en las personas mayores de 65 años.

En particular, las personas menores de 65 años fueron responsables de más del 99 por ciento de todas las muertes relacionadas con la Gripe en 1918-1919. Por el contrario, el grupo de edad menor de 65 años fue responsable de sólo el 36 por ciento de todas las muertes por exceso relacionadas con la Gripe en la pandemia de H2N2 de 1957 y el 48 por ciento en la pandemia de H3N2 de 1968. En general, casi la mitad de las muertes relacionadas con la Gripe en la pandemia de Gripe de 1918 fueron adultos jóvenes de 20 a 40 años. Como otra característica única, tenía la infección simultánea de humanos y cerdos. Curiosamente, la Gripe porcina fue reconocida por primera vez como una entidad clínica en el otoño de 1918, simultáneamente con la propagación de la segunda ola de la pandemia en humanos, los investigadores quedaron impresionados por las similitudes clínicas y patológicas de la Gripe en humanos y cerdos en 1918. Una descripción completa por el veterinario W. W. Dimock de enfermedades porcinas, publicada en agosto de 1918, no menciona la enfermedad similar a la Gripe porcina. Por ejemplo, los investigadores contemporáneos estaban convencidos de que el virus de la Gripe no había circulado como una enfermedad epizoótica en los cerdos antes de 1918 y que el virus se había propagado de hombre a cerdo debido a la aparición de la enfermedad en cerdos después de la primera ola de Gripe humana de 1918. Después de eso, la enfermedad se generalizó entre los rebaños de cerdos en el medio oeste de los Estados Unidos, el epizoótico de 1919-20 fue tan alto como en 1918-19. La enfermedad aparecía cada año entre los cerdos del Medio Oeste, esto llevó al aislamiento en 1930, tres años antes del aislamiento del primer virus de la Gripe humana. Los virus porcinos clásicos circulan no sólo en los cerdos de América del Norte, sino también en las poblaciones de cerdos de Europa y Asia.

PATOGÉNESIS DE LA GRIPE ESPAÑOLA

La Gripe Española fue ocasionada por el virus H1N1 con genes de origen aviar. Si bien no hay un consenso general respecto de dónde se produjo, se propagó a nivel mundial durante 1918-1919. El porcentaje de mortalidad fue más alta entre personas menores de 5 años y entre 20 y 40 años. La alta tasa de mortalidad en personas sanas, incluido el grupo etario de 20-40 años, fue una característica que distinguía esta pandemia. Aunque el virus H1N1 del 1918 ha sido sintetizado y evaluado, las características que hicieron que fuera tan catastrófico no están claramente determinadas. Sin vacunas para resguardarse contra el contagio por la influenza y sin antibióticos para tratar infecciones bacterianas secundarias que alcanzaran estar asociadas a las infecciones por gripe, los esfuerzos de control a nivel mundial se restringieron a mediaciones no farmacológicas, como confinamiento, cuarentena, buenos hábitos de higiene personal, uso de antisépticos y limitaciones de reuniones públicas, que se efectuaron de manera desigual.

La gripe española no se originó en España. Aun así, es probable que en Europa el virus mortal se haya desarrollado en "Etaples", un enorme campamento militar en el norte de Francia. En un momento determinado, no menos de 100.000 hombres se encontraron cerca tanto de cerdos como de las aves de corral.

En Estados Unidos se descubrió por primera vez durante la primavera de 1918, entre el personal militar mientras los soldados estaban esperando ser enviados a la guerra en Europa. Comenzando en Funston Camp en Kansas, el virus se propagó a otros campamentos y a través de asaltos de tropas a Europa. En tres meses, 43.000 soldados estadounidenses habrían sucumbido a la enfermedad. La devastación fue ocultada por la censura en tiempos de guerra. Fue un elemento de propaganda de guerra que localizó el origen de la enfermedad en España y no en los Estados Unidos.

El siguiente extracto descrito por el medico Tillson Harrinson proporciona una breve descripción gráfica de la enfermedad:

"La mayoría de las cepas de gripe no matan directamente a las personas; en cambio, la muerte es causada por bacterias que fluyen hacia los pulmones de la víctima. Pero la gripe española que circuló en 1918-19 fue una asesina directa. Las víctimas sufrieron cianosis aguda, decoloración azul de la piel y las membranas mucosas, vomitaron y tosieron sangre, que también fluía incontrolablemente de su nariz y, en el caso de las mujeres, de sus genitales.

Hubo un gran número de muertes en mujeres embarazadas: hasta el 41 por ciento de las infectadas murieron. Si la mujer sobrevivía, el feto padecía fuertes traumas físicos y psicológicos causados por el estrés de la madre. Muchos recién nacidos tenían encefalitis porque el virus les afectó el cerebro y la médula espinal. Millones de personas padecieron síndrome de dificultad respiratoria aguda, una condición inmune en la que las células que combaten enfermedades abruman a los pulmones en su lucha contra los invasores y asfixian a las víctimas".

En los campos de batalla de Europa, aleados y enemigos, a veces a más de un kilómetro de distancia, estaban infectadas por la enfermedad, en las trincheras y los refugios de una terrible guerra, la enfermedad se propagó como un incendio forestal y diseminó el germen para brotes posteriores. En los campos de prisioneros y en los transportes médicos cargados de veteranos heridos impulso aún más que la enfermedad se propagara. En 1919, se puede decir que todo el territorio poblado de la tierra, desde las regiones más frías hasta los trópicos de sol y calor, estaban contaminado con la enfermedad mortal. En última instancia, se estima que un tercio de la población total del mundo sufrió gripe en 1918-1919.

La enfermedad puso de rodillas a los ejércitos y al gobierno de Estados Unidos. No fue hasta 1933 que un equipo de investigación británico finalmente aisló e identificó el virus de la gripe. En 2005, científicos del Instituto de Patología de las Fuerzas Armadas en Washington, recogieron muestras del virus H1N1 que iniciaron la pandemia de Gripe Española y demostraron su letalidad en ratones. Un año más tarde, un equipo de la Escuela de Medicina de la Universidad de Seattle demostró que:

"Los ratones infectados con el virus de la gripe reconstruido de 1918 mostraron una aceleraron en la activación de los genes de respuesta inmunitaria del huésped asociados con la enfermedad pulmonar grave. Descubrieron que los ratones infectados con un virus que contenía los ocho genes del virus pandémico mostraron una marcada activación de las vías proinflamatorias y por consiguiente en algunos causó la muerte celular dentro de las 24 horas posteriores a la infección. El virus mató al resto de los ratones contagiados en los siguientes cinco días, causando que sus sistemas inmunológicos se volvieran frenéticos. Pero, el grupo de científicos señaló que estas características iniciales del virus de 1918 no abordaron el problema de su potencial patógeno en los primates".

Preocupados por responder a esta pregunta, siete macacos sanos fueron infectados. Dos animales murieron por el virus entre los días tres y seis, mientras que los animales restantes, originalmente programados para la eutanasia el día 21 después de la infección, murieron el día ocho debido a la gravedad de los síntomas. En cualquier caso, la Gripe Española, inducida en un laboratorio o por un patógeno natural, hoy en día, sería mortal y aterradora en su efecto.

CARACTERIZACIÓN GENÉTICA

El tejido pulmonar congelado y fijo de cinco víctimas de la Gripe de la ola de otoño de 1918 se ha utilizado para investigar directamente la composición genética del virus de la Gripe de 1918. Dos de los casos analizados fueron soldados del Ejército de los Estados Unidos. Murieron en septiembre de 1918, uno en Camp Upton, Nueva York, y el otro en Fort Jackson, Carolina del Sur. El material disponible consiste en tejido de autopsia integrado en parafina   fija y en formalina, secciones microscópicas manchadas con hematoxilina y eosina, y la historia clínica de estos pacientes. El análisis de la estructura cristalina de HA a partir de 1918 sugiere que la estructura general del sitio de unión al receptor es comparable a la de un ave H5 HA en términos de tener una reserva más estrecha que el identificado para H3 HA humano. Esto proporciona una pista adicional a la desviación de las aves de HA de 1918, los cuatro sitios antigénicos identificados para otro H1 HA, el virus A / PR / 8/34 HA, también parecen ser los principales determinantes antigénicos en HA desde 1918. El análisis de rayos X sugiere que estos sitios están expuestos en la HA de 1918, que puede ser fácilmente reconocido por el sistema inmunitario humano. La segunda mutación con un efecto significativo sobre la virulencia debido al pantropismo se ha identificado en el gen NA de dos cepas de virus de la Gripe adaptadas al ratón, A / WSN / 33 y A / NWS / 33. Las mutaciones aparecen en un solo codón, como la mutación del sitio de escisión de HA para permitir que el virus se replique en muchos tejidos fuera de las vías respiratorias. Esta mutación tampoco se observó en el NA del virus de 1918. Por lo tanto, ninguno de los genes que codifican las proteínas superficiales ha conocido mutaciones que podrían hacer panóptico el virus de 1918. Dado que los hallazgos clínicos y patológicos de 1918 no mostraron evidencia de replicación fuera del sistema respiratorio, no se esperaba que las mutaciones permitieran que el virus de 1918 se replicase sistémicamente, sin embargo, la relación entre otras características estructurales de estas proteínas (a parte de su supuesta novedad antigénica) y la virulencia sigue siendo desconocida. En sus características estructurales y funcionales generales, la HA y la NA de 1918 son como la de las aves, aun así, también tienen características adaptadas a los mamíferos.

TRABAJO FUTURO

Los ocho segmentos de 1918 del ARN del virus de la Gripe fueron secuenciados y analizados, su caracterización ha arrojado luz sobre el origen del virus y apoya firmemente la hipótesis de que el virus de 1918 fue el ancestro común de las líneas H1N1 humanas y porcinas posteriores. El análisis de la secuencia génica hasta la fecha no proporciona una indicación definitiva de la base genotípica para la virulencia excepcional de la cepa del virus de 1918, por ejemplo, los experimentos han comenzado a probar modelos de virulencia utilizando enfoques hereditarios de genética inversa de la Gripe de 1918.

Se espera que, en el futuro, la cepa del virus pandémico de 1918 se coloque en las cepas del virus de la Gripe que las precedieron y siguieron. El precursor inmediato del virus pandémico, la primera cepa del virus de las olas "primavera", carecía de la virulencia excepcional de la cepa del virus de la última ola. Identificar un caso positivo en el ARN de la Gripe de la primera ola sería de enorme valor para descifrar la base genética de la virulencia, ya que se pueden enfatizar las diferencias en la secuencia, la identificación de muestras de ARN de Gripe humana antes de 1918 aclararía qué segmentos genéticos eran nuevos en el virus.

En muchos sentidos, la pandemia de Gripe de 1918 fue similar a otras pandemias, en epidemiología, curso de la enfermedad y patología, además, los experimentos de laboratorio con virus de la Gripe recombinantes que contienen genes del virus de 1918 sugieren que virus similares serían tan sensibles a los medicamentos de rimantadina y oseltamivir de Gripe aprobados por la FDA como otras cepas del virus, sin embargo, hay algunas características de la pandemia que parecen ser únicas. La mortalidad fue excepcionalmente alta, que oscilaba entre cinco y veinte veces más de lo habitual, clínica y patológicamente, la alta densidad de muertes parece ser el resultado de un mayor número de infecciones respiratorias graves y complicadas, no una infección sistémica o la afectación de sistemas de órganos fuera de los objetivos habituales del virus de la Gripe.

La mortalidad se concentró en un grupo de edad inusualmente joven, con el tiempo las olas de actividad de la gripe siguieron sorprendentemente rápido, lo que dio lugar a tres brotes significativos en un año. Cada uno de estos rasgos únicos se puede explicar por las características genéticas del virus de 1918, el desafío será determinar los vínculos entre las capacidades biológicas del virus y la historia conocida de la pandemia.

ORIGEN ANIMAL

Los datos de secuencia viral ahora sugieren que todo el virus de 1918 era nuevo para los seres humanos, no teníamos un anticuerpo reorganizado producido a partir de cepas antiguas existentes que adquirieron uno o más genes nuevos como los encontrados en las pandemias de 1957 y 1968. Por el contrario, el virus de 1918 parece ser un virus de la gripe aviar que se origina en una fuente desconocida, ya que los ocho segmentos del genoma son fundamentalmente diferentes de los genes actuales de la gripe aviar.

Las secuencias genéticas del virus de la gripe de varias muestras sólidas de aves silvestres recogidas alrededor de 1918 muestran poca diferencia con los virus de las aves actualmente aisladas, lo que indica que es probable que los virus de las aves sufran pequeños cambios antigénicos en sus huéspedes naturales, incluso durante largos períodos. Por ejemplo, la secuencia del gen de la nucleoproteína (NP) de 1918 es similar a la de los virus encontrados en aves silvestres a nivel de aminoácidos, pero muy diversa a nivel de nucleótido, lo que sugiere una distancia evolutiva significativa entre las fuentes de NP a partir de 1918 y la secuencia de genes NP actualmente secuenciada en especies de aves silvestres.

La distancia evolutiva, es una medida de la divergencia genética entre especies o entre poblaciones. Las poblaciones con muchos genes similares tienen distancias genéticas pequeñas. Esto indica que son cercanos y tienen un ancestro común reciente, otro concepto que debemos abordar es la mutación sinónima son aquellas mutaciones en las que la secuencia codificante de un gen no producen un cambio de aminoácido en la proteína resultante, las mismas mutaciones se producen debido a que el código genético es degenerado y algunos aminoácidos son codificados por diferentes combinaciones de tres nucleótidos.

Debido a que su presencia no incide en la estructura o formación de las proteínas, en el pasado, las mutaciones sinónimas, también conocidas como silenciosas, no han recibido demasiada atención. Sin embargo, las investigaciones indican que las mutaciones sinónimas pueden influir en el procesado, plegamiento e incluso la traducción del ARN. Consecuentemente, se ha demostrado que las mutaciones sinónimas juegan un papel importante en algunas enfermedades y son relevantes en los ensayos clínicos.

 Las sustituciones nucleotídicas que cambian un aminoácido por otro se denominan mutaciones no sinónimas

En general, un gen viral que está sujeto a presión de selección inmunológica que se adapta a un nuevo huésped exhibe un mayor porcentaje de mutaciones no-sinónimas. Por el contrario, un virus bajo presión selectiva acumula principalmente cambios sinónimos. Dado que se ejerce poca o ninguna presión de selección sobre los cambios sinónimos, se cree que reflejan la distancia evolutiva. Dado que los segmentos genéticos de 1918 muestran más cambios que son sinónimos de las secuencias de especies conocidas de aves silvestres de lo esperado, es poco probable que surgieran directamente de un virus de la gripe aviar similar a los secuenciados hasta ahora.

Esto es especialmente evidente cuando se examinan las diferencias en los codones de 4 degenerados, el subconjunto de cambios sinónimos en los que en la tercera posición del codón, cualquiera de los cuatro nucleótidos posibles puede ser reemplazado sin cambiar el aminoácido resultante. Simultáneamente, las secuencias de 1918 tienen muy pocas diferencias de aminoácidos de las especies de aves silvestres que se han adaptado durante años a un huésped humano o porcino intermedio solo. Una posible explicación es que estos segmentos genéticos inusuales se obtuvieron de un reservorio de virus de la gripe que aún no han sido identificados o muestreados.

Todos estos hallazgos plantean la pregunta: ¿de dónde proviene el virus de 1918? En contraste con la composición genética del virus pandémico de 1918, los nuevos segmentos genéticos de los virus pandémicos reasignados de 1957 y 1968 provienen de virus aviar euroasiáticos; ambos virus humanos se originaron a partir del mismo mecanismo: reordenamiento de una especie de aves acuáticas euroasiáticas silvestres con la cepa humana H1N1 que anteriormente circulaba.

La prueba de la hipótesis de que el virus responsable de la pandemia de 1918 tenía un origen claramente diferente requiere muestras de cepas de gripe humana que circulaban antes de 1918 y muestras de cepas de gripe en la naturaleza que son más similares a las secuencias de 1918.

¿Cuál fue la base biológica de la patogenicidad del virus pandémico de 1918? El análisis de secuencia por sí solo no indica la patogenicidad del virus de 1918. Una serie de experimentos se realizan para modelar la virulencia in vitro y en modelos animales utilizando construcciones virales que contienen genes de 1918 producidos por genética inversa. La infección por el virus de la gripe requiere la unión de la proteína HA a los receptores de ácido siálico en la superficie de la célula huésped.

La configuración del sitio de unión a receptores HA es diferente para aquellos virus de la gripe adaptados para infectar a las aves y los adecuados para infectar a los seres humanos. Las cepas del virus de la gripe adaptadas a las aves se unen prevalentemente a los receptores de ácido siálico con azúcares bacterianas acopladas (2-3). Se cree que los virus de la gripe adaptados a los seres humanos se unen preferentemente a los receptores vinculados a la gripe (2-6).

Cambiar esta configuración del receptor de aves requiere que el virus tenga un solo cambio de aminoácidos, y las HA de los cinco virus secuenciados de 1918 tiene este cambio, lo que sugiere que podría ser un paso crítico en la adaptación del huésped humano. También puede producirse un segundo cambio que mejora en gran medida la unión de virus al receptor humano, pero sólo 3 de 5 secuencias HA del virus de 1918 lo tienen.

Esto significa que al menos 2 variantes de unión a receptores H1N1 circularon en 1918: 1 con unión de alta afinidad al receptor humano y 1 con una afinidad mixta que se une a los receptores aviares y humanos. No existen indicaciones geográficas o cronológicas que sugieran que una de estas variantes fue el precursor de la otra, ni existen diferencias constantes entre los casos clínicos o las características histopatológicas de los pacientes infectados con ellos.

Se desconoce si los virus eran igualmente transmisibles en 1918, si tenían patrones de replicación idénticos en el árbol respiratorio, ya fueran uno o ambos en la primera y tercera onda pandémica.

En una serie de experimentos "in vivo" se han producido virus de la gripe recombinante que contienen entre 1 y 5 segmentos genéticos del virus de 1918. Esas construcciones que llevan él HA (Hemaglutinina) y NA (Neuraminidasa) de 1918 son todos altamente patógenos en ratones. Además, el análisis de microarray de expresión (es una tecnología en desarrollo para estudiar la expresión de muchos genes a la vez) realizado en tejido pulmonar entero de ratones infectados con él HA / NA recombinante de 1918 mostró una mayor regulación ascendente de genes implicados en la apoptosis, daño tisular y daño oxidativo. Estos hallazgos son inesperados porque los virus con los genes de 1918 no se adaptaron a los ratones; los experimentos de control en los que los ratones se infectaron con virus humanos modernos mostraron pocas enfermedades y replicación viral limitada.

Los pulmones de animales infectados con la construcción HA / NA de 1918 mostraron necrosis epitelial bronquial y alveolar, y un claro infiltrado inflamatorio, lo que sugiere que contiene HA de 1918 (y posiblemente NA) factores de virulencia para ratones. La base genotípica viral de esta patogenicidad aún no ha sido mapeada. No está claro si la patogenicidad en ratones modela efectivamente la patogenicidad en los seres humanos.

También se desconoce el papel potencial de las otras proteínas de 1918, individualmente y en combinación. Se planea que los experimentos mapean aún más la base genética de la infectividad del virus de 1918 en varios modelos animales. Estos experimentos pueden ayudar a definir el componente viral de la patogenicidad inusual del virus de 1918, pero no pueden determinar si los factores específicos del huésped fueron responsables de patrones únicos de mortalidad por gripe en 1918.

¿QUÉ ES LA INFLUENZA?

La Gripe o influenza es un virus que afecta las vías respiratorias. El virus de la Gripe es altamente contagioso: cuando una persona infectada tose, estornuda o habla, se generan gotas que se transfieren por el aire que luego pueden ser inhaladas por cualquier persona cercana, además, una persona que toca algo con el virus y luego se toca la boca, los ojos o la nariz puede infectarse. Los brotes de Gripe ocurren cada año y varían en gravedad, dependiendo en parte del tipo de virus que se está propagando.

Temporada de Gripe

En los Estados Unidos, la "temporada de Gripe" generalmente se extiende desde finales del otoño hasta la primavera. En un año típico, más de 200.000 estadounidenses son hospitalizados por complicaciones relacionadas con la Gripe. En las últimas tres décadas, ha habido entre 3.000 y 49.000 muertes en Estados Unidos, relacionados con la Gripe cada año, según los Centros para el Control y la Prevención de Enfermedades.

Los niños pequeños, los mayores de 65 años, las mujeres embarazadas y las personas con ciertas condiciones médicas, como el asma, la diabetes o las enfermedades cardíacas, tienen un mayor riesgo de complicaciones relacionadas con la Gripe, como neumonía, infecciones del oído, sinusitis y bronquitis. Una pandemia de Gripe, como la de 1918, ocurre cuando una nueva cepa de Gripe particularmente virulenta con poca o ninguna inmunidad se propaga rápidamente de persona a persona en todo el mundo.

¿Que causó la Gripe Española?

El brote comenzó en 1918, durante los últimos meses de la Primera Guerra Mundial, y los historiadores ahora creen que el conflicto pudo haber sido en parte responsable de la propagación del virus. En el frente occidental, los soldados que vivían en condiciones estrechas, sucias y húmedas se enfermaban fácilmente, esto fue el resultado directo de un sistema inmunitario debilitado debido a la desnutrición, muchas enfermedades, especialmente la gripe, eran contagiosas y se extendían entre las filas, unos tres días después de enfermarse, muchos soldados comenzarían a sentirse mejor, pero no todos lo harían. En el verano de 1918, cuando las tropas comenzaron a regresar a casa de permiso, trajeron el virus involuntariamente que los había enfermado. El virus se propagó a ciudades y pueblos en las tierras de los soldados, muchos de los infectados, tanto soldados como civiles, no se recuperaron rápidamente. El virus se pronunció en adultos jóvenes de entre 20 y 30 años que previamente habían estado sanos.

En 2014, una nueva teoría sobre el origen del virus sugirió que apareció por primera vez en China, informó National Geographic. Los registros previamente desconocidos vinculaban la Gripe con el transporte de trabajadores chinos, el Cuerpo Chino de Trabajo, a través de Canadá en 1917 y 1918, según el libro de Mark Humphries "La Última Plaga", pasaron seis días en contenedores de trenes sellados mientras los transportaban a través del país antes de dirigirse a Francia. Tuvieron que cavar trincheras, descargar trenes, construir vías, construir carreteras y reparar tanques dañados. En total, más de 90.000 trabajadores fueron movilizados al Frente Occidental. Humphries explica que, en un recuento de 25.000 trabajadores chinos, en 1918, unos 3.000 completaron su viaje canadiense. Debido a los estereotipos racistas, su enfermedad fue atribuido a la "pereza china" y los médicos canadienses no se tomaron en serio los síntomas de los trabajadores. Cuando los trabajadores llegaron al norte de Francia a principios de 1918, muchos estaban enfermos y cientos de ellos murieron pronto.

¿Porque se llamó la Gripe Española?

España fue uno de los primeros países en detectar la epidemia, aun así, los historiadores creen que probablemente se debió a la censura en tiempos de guerra. España fue un país neutral durante la guerra, no mantuvo la estricta censura de su prensa, que era, por lo tanto, libre de publicar los primeros informes de la enfermedad, la gente creía erróneamente que la enfermedad era específica de ese país, y el nombre "Gripe Española" se arraigó en hablar popular. Incluso a finales de la primavera de 1918, un servicio de noticias español envió un mensaje a la oficina de Reuters en Londres, informó a la agencia de noticias que "se había desarrollado una extraña epidemia en Madrid.

La epidemia es leve, y no se han reportado muertes". Dos semanas después del informe, más de 100.000 personas habían sido infectadas con Gripe.

La enfermedad afectó al rey de España, Alfonso XIII, junto con destacados políticos. Entre el 30% y el 40% de las personas que trabajaban o vivían en espacios confinados, como escuelas, cuarteles y edificios gubernamentales, estaban infectadas. El servicio en el sistema de tranvías de Madrid tuvo que reducirse, y el servicio de telégrafos se interrumpió porque no había suficientes trabajadores para trabajar. Los suministros y servicios médicos no pudieron satisfacer la demanda.

El término "Gripe Española" fue rápidamente adoptado en Gran Bretaña. Según el libro de Niall Johnson "Gran Bretaña y La Pandemia de Gripe

1918-19", la prensa británica atribuyó la culpa de la epidemia a España: "la primavera seca y ventosa española es una estación desagradable e insalubre". Se sugirió que el polvo cargado de microbianos se propagó por los fuertes vientos en España y creían que el clima húmedo de Gran Bretaña podría detener la propagación de la Gripe. En definitiva, La "Gripe Española" es como se llama a la Gripe pandémica de 1918 porque muchas personas escucharon por primera vez que era de España, por lo que pensaban que esta era también la fuente de la Gripe, sin embargo, probablemente comenzó en otros lugares, pero debido a la Primera Guerra Mundial, las noticias sólo salieron a la vista después de que los casos fueron reportados en los periódicos españoles que todavía estaban funcionando.

La magnitud mundial y la propagación de la pandemia se vieron exacerbadas por la guerra, se estimó que murieron unos 10 millones de civiles y 9 millones de soldados. El movimiento masivo de tropas por todo el mundo propagaba la enfermedad, decenas de miles de tropas murieron como resultado de la pandemia de Gripe en el lugar de los combates. Aunque las muertes por las batallas de la Primera Guerra Mundial aumentaron las tasas de mortalidad en los países participantes, las muertes de civiles por la pandemia de Gripe de 1918 tendieron a ser mucho más altas. Para los Estados Unidos, las estimaciones de las muertes de tropas relacionadas con el combate son aproximadamente una décima parte de las muertes de civiles por la pandemia de Gripe de 1918. Las tasas de mortalidad por la Gripe típica son generalmente más altas para personas muy jóvenes y muy mayores, lo que hizo que la Gripe de 1918 fuera única, fue que las tasas de mortalidad eran más altas para el segmento de la población de 20 a 40 años, y aún más para los hombres que para las mujeres en este grupo de edad. En general, la muerte no fue causada por el virus de la Gripe en sí, sino por la respuesta inmunitaria del cuerpo al virus. Las personas con el sistema inmunitario más fuerte murieron con más frecuencia que las personas con el sistema inmunitario más débil. Una fuente informa que, de las 272.500 muertes masculinas por Gripe en 1918, casi el 49 por ciento tenía entre 20 y 39 años, mientras que sólo el 18 por ciento eran menores de 5 años y el 13 por ciento tenían más de 50 años. El hecho de que los hombres de entre 18 y 40 años fueran los más afectados por la Gripe tuvo graves consecuencias económicas para las familias que perdieron su sostén principal. Como se discute más adelante en el informe, la pérdida significativa de la clase obrera productiva en edad óptima para el trabajo, también tuvo consecuencias económicas para las empresas.

SÍNTOMAS

Los síntomas de la "Gripe Española" eran muy similares a los síntomas de todas las cepas del virus de la Gripe.

Comenzaría con síntomas del tracto respiratorio superior, como secreción nasal y congestión, tos y estornudos. Después de eso, el dolor muscular y articular y la fiebre que generalmente comienza muy alta, en el rango de 40 grados centígrados, y marcada por la fatiga. A veces esa era la extensión de los síntomas, que terminaba en una semana. Pero para muchos, los síntomas respiratorios progresarían a neumonía, y el cuerpo aumentaría las defensas, a menudo hasta el punto de una "tormenta de citoquinas", que generalmente era fatal.

Se cree que una tormenta de citoquinas fue la causa de muchas, si no la mayoría, de las muertes por la Gripe Española. Es una reacción excesiva del sistema inmunitario; una infección respiratoria hace que el cuerpo libere cantidades masivas de líquido para eliminar la infección y las células inmunitarias, estos fluidos y células viajan a los pulmones tan rápido que pueden acumularse y cerrar las vías respiratorias. La insuficiencia respiratoria y la muerte pueden ocurrir, especialmente en individuos infectados jóvenes y sanos con un sistema inmunitario fuerte que podrían producir reacciones excesivamente enérgicas.

Complicaciones de la Gripe

La mayoría de las personas que contraen la Gripe se recuperarán en unos pocos días a menos de dos semanas. Algunos desarrollarán complicaciones (como neumonía) a causa de la Gripe, algunas de las cuales pueden poner en riesgo la vida y llevar a la muerte. Las infecciones de los senos paranasales y los oídos son ejemplos de complicaciones moderadas de la gripe. Al mismo tiempo, la neumonía es una complicación grave que puede ser el resultado de una infección por el virus, una coinfección del virus o las bacterias de la Gripe. Otras posibles complicaciones graves causadas por la Gripe incluyen inflamación del corazón (miocarditis), cerebro (encefalitis) o tejido muscular (miositis, rabdomiólisis) e insuficiencia multiorgánico (por ejemplo, insuficiencia respiratoria y renal). La infección puede causar una reacción inflamatoria extrema en el cuerpo y provocar sepsis, la respuesta potencialmente mortal del cuerpo a la infección, puede empeorar problemas médicos crónicos, por ejemplo, las personas con asma pueden tener fuertes ataques y las personas con enfermedades cardíacas pueden experimentar un empeoramiento de esta afección debido a la Gripe.

Cualquier persona puede enfermarse de la Gripe (incluso personas sanas), y pueden ocurrir problemas graves relacionados con la Gripe, sin embargo, algunas personas corren un alto riesgo de desarrollar complicaciones graves relacionadas con la Gripe si se enferman. Esto incluye a personas mayores de 65 años, personas de cualquier edad con ciertas condiciones médicas crónicas (como asma, diabetes o enfermedades cardíacas), mujeres embarazadas y niños menores de 5 años, pero especialmente los menores de 2 años.

MORTALIDAD

Hacia el final de la Primera Guerra Mundial, el mundo se vio afectado por los estragos de la pandemia de Gripe. La enfermedad se propagó rápidamente por todo el mundo con una alarmante falta de discriminación en cuanto a quién la atacó y una tendencia a las complicaciones neumónicas, lo que llevó a un aumento relativo masivo de la mortalidad en los adultos jóvenes. En la década de 1920, se estimó que entre la primavera de 1918 y principios del verano de 1919, la enfermedad afectó de 200 a 700 millones de personas y mató de 10 a 21 millones.

En 1991, David Patterson y Gerald Pyle elevaron las estimaciones a entre 40 y 100 millones de decesos, aun así, Ian Mills descubrió una cifra de muertos de más de 21 millones solo en la India.

Las últimas revisiones han aumentado la probable mortalidad mundial para la Gripe a entre 40 y 100 millones, incluso las estimaciones conservadoras estiman que el número de muertes por Gripe es más del doble que el de la Primera Guerra Mundial, pero mientras la guerra asumió la responsabilidad de crear una "generación perdida", la "Gripe" fue rápidamente relegada al olvido.

La experiencia de la guerra y sus consecuencias no sólo de la mortalidad, sino también de la reorganización social y económica (al menos en el Reino Unido, la llegada del armisticio durante el período más virulento de la epidemia) deben haber cambiado la perspectiva pública y reducido la memoria de la pandemia.

Si bien las enfermedades generalizadas sin duda impusieron cargas adicionales a la sociedad y a la economía, éstas aparecen principalmente incluidas en la experiencia de la guerra misma. La investigación de la pandemia de Gripe, después de un período mayormente inactivo, ha despegado recientemente, esto ha dado lugar a mejores estimaciones de mortalidad, morbilidad y descripciones del curso de los patrones de epidemia y respuesta. Estos estudios más recientes se centraron en la mortalidad desproporcionada entre los adultos, que fue muy alarmante para quienes la experimentaron, agotando aún más a las generaciones más afectadas por la guerra y aumentando las turbulencias sociales y económicas.

La vulnerabilidad completamente anormal de los que estaban en su mejor momento contrastaba con el patrón de edad habitual de mortalidad por Gripe, que era mayor entre los grupos más jóvenes y los más viejos.

Mortalidad infantil

Utilizando un conjunto de datos a nivel individual de 30.488 bebés nacidos entre enero de 1917 y diciembre de 1922 para ver las tasas de mortalidad, identifica a los lactantes con el mayor riesgo durante la epidemia y evalúa los efectos directos, indirectos y asociados de la epidemia de Gripe en la salud y la supervivencia de los lactantes y los niños.

La experiencia de Anthony Burgess, refleja un patrón de edad inusual. La madre de Anthony, una joven sana y su hermana de cuatro años murieron mientras él era salvado cuando tenía poco más de un año.

Aunque entre los veinte y treinta años advirtieron los mayores aumentos proporcionales en las tasas de mortalidad, normalmente muy bajas para esos grupos de edad en condiciones normales. El número absoluto de muertes entre los lactantes y los niños menores de cinco años seguía siendo significativo.

Christopher Langford ha sugerido que el patrón inusual de la pandemia de 1918-1919 se debió a la inmunidad conferida por epidemias anteriores en los ancianos y que la mortalidad entre los grupos de edad más jóvenes no era anormalmente baja. Los bebés y los niños pequeños son un grupo particularmente vulnerable en todas las circunstancias, apenas un año antes de la pandemia, casi el 10 por ciento de los bebés nacidos en Inglaterra y Gales murieron antes de su primer cumpleaños.

Se concluyó que el impacto de la Primera Guerra Mundial en la sociedad británica estaba indudablemente relacionado con la epidemia de Gripe, sin embargo, debido a que los niños muy pequeños no estaban tan involucrados en la guerra como los adultos (aunque no se deben olvidar los posibles efectos de la guerra sobre la salud de los niños), la investigación sobre los lactantes y los niños puede proporcionar la oportunidad de separar los resultados de la pandemia de los de la guerra. Esto no significa que el efecto pandémico de la Gripe sobre los lactantes y los niños pequeños pueda extrapolarse a los adultos; de hecho, muestra que puede haber varios mecanismos por los cuales la Gripe puede afectar la salud de los niños y niñas.

Datos de mortalidad imprecisos

Comparando datos de censos realizados durante la pandemia en diferentes países y durante todo el siglo XX, podemos encontrar una variación sistemática del porcentaje de fallecimientos dentro la población infectada por el virus, datos importantes fueron voluntariamente ocultados para no afectar la moral de los soldados y otros simplemente se perdieron por consecuencia directa de la guerra, países enteros fueron excluidos del cálculo por falta de los registros poblacionales o desorganización.

Un artículo reciente de Lancet, que por desgracia no incluyó datos africanos, extrapola las tasas de mortalidad de 1918-19 entre la población mundial de 2004. Indica que aproximadamente 62 millones de personas serían exterminadas por una pandemia de gripe similar. Los autores señalaron que habían identificado a todos los países con censos poblacionales de alta calidad para la pandemia de 1918-19 y la habían utilizado para calcular el exceso de mortalidad.

En combinación con diversos materiales censales, el análisis estadístico de los autores con la correlación entre nacimientos y mortalidad durante la pandemia de 1918 indicó una relación lineal y logarítmica en la que aumentó del 10 %.

Debido a la falta de "datos de registro vitales de alta calidad" para la pandemia africana, los autores han excluido a todos los países del continente africano de su argumento. Esto es desafortunado, principalmente porque si se reconsiderara la pandemia que se presenta en el artículo, no menos del 29% de las muertes totales estimadas se producirían en el África subsahariana una región que representaba el 11,3% de la población mundial.

En la India basándose en sus hallazgos el Profesor Christopher Murray concluyó que, en la pandemia de 1918, "el factor más determinante fue que el material de los registros censales realizados en la India colonial influyó sustancialmente en el cuadro de cálculos de la mortalidad por pandemia, basados en antecedentes clave del registro se indica claramente la anomalía proporcionada por los datos"

Los autores indicaron que el exceso de mortalidad osciló entre el 0,2% en Dinamarca y el 7,8% en las provincias centrales de la India y Berar. Los autores incluso observaron que la tasa media calculada de mortalidad en las nueve áreas indias era del 4,4% y que podría haber sido aún mayor. Además, si se podía comparar los datos precisos de los hogares en Dinamarca y la imprecisión en las zonas rurales de la India, el vasto dominio de las nueve provincias indias en el material analizado sugirió que los hallazgos podrían estar significativamente sesgados por los datos de la India.

Debido a la falta de datos de registros de alta calidad, Murray y sus colegas decidieron deliberadamente excluir África. Sin embargo, el material disponible en los Archivos Nacionales de Kew nos proporciona datos que se pueden utilizar para modificar los hallazgos.

Para ilustrar que hay suficiente material de archivo disponible que se puede utilizar para complementar los datos utilizados por Murray y sus colegas con datos africanos para la pandemia de 1918 la siguiente sección (basada en el material recogido de los Archivos Nacionales de Kew) proporciona una breve descripción del curso de la pandemia en tres de las colonias británicas de África Occidental.

A raíz de la pandemia, se han hecho esfuerzos para determinar hasta qué punto ciertos grupos de individuos se han visto afectados, aunque esta información era escasa. En un informe preparado por el Director Médico de Freetown, se señaló que "no es fácil determinar incluso los números aproximados de afectados por la enfermedad". Para determinar la mortalidad de la epidemia, se esperaba que "dado que el registro es obligatorio, se pudieran obtener cifras más o menos precisas" pero resultó que no era así.

En el apogeo de la epidemia, varios cuerpos fueron enterrados sin el certificado de defunción, además, el personal del cementerio estaba tan limitado por la enfermedad que hay razones para creer que no todos los funerales fueron incluidos en los registros funerarios. Incluso a medida que la pandemia se extendió, está claro que muchos huyeron de trabajos que implicaban el tratamiento de cuerpos infectados, dejando como ultima prioridad para las autoridades el control de los registros poblacionales.

En Sierra Leona, al investigar las consecuencias de la pandemia, los funcionarios médicos y de salud británicos en Freetown utilizaron el censo de 1911, que registró una población de 34.000 habitantes. El funcionario creía que el número de muertes por gripe desde el 23 de agosto de 1918, cuando se reconoció el comienzo de la pandemia en esa ciudad y el 18 de septiembre de 1918, cuando terminó, fue de 968.

Es probable que las muertes totales sean mucho más de lo que muestran las cifras. Generalmente se cree que al menos un millar de la población civil (europea e indígena) en Freetown murió de la enfermedad. Si bien las cifras de la población total de Freetown pueden ser inexactas, los registros militares de las tropas y sus familias estacionadas en Freetown afirman que son exactas y además de las cifras del Secretario General. La población total de la guarnición, incluidas mujeres y niños, era de 3.282, de los cuales 2.368 (71,1%) fueron diagnosticados con la gripe. En total, 68 personas murieron, el 2,87% de la población de la guarnición.

La policía, que no tenía un cuartel, provenía la mayoría de las tribus de Freetown y puede ser considerada dentro de las diferentes clases de nativos afectados. Vivian como parte de la población civil, su nivel de infección y mortalidad fue el mismo que el de otros hombres de la misma edad y nivel de vida en la ciudad. Como fuerza policial, se registró a este grupo con precisión y cualquier ausencia fue señalada prontamente. De una fuerza de 180 efectivos, 130 fueron informados contagiados y diagnosticados con influenza, una incidencia de 72,2 por ciento.

Los servicios penitenciarios, por su propia naturaleza, como la policía y el ejército, hacían un seguimiento escrupuloso de todos los prisioneros, se puede suponer razonablemente que sus datos eran correctos. De los 290 prisioneros, 256 tenían "una gripe grave", mientras que los 34 restantes tenían un "ataque leve", es decir, todos los prisioneros tenían la enfermedad, sin embargo, al ser contagiados junto a los trabajadores de la prisión, incluido el personal de la enfermería, tuvieron medios y cuidados privilegiados, en ese preciso momento histórico no había sobrepoblación por lo que inesperadamente los reclusos tuvieron éxito. En palabras del informe oficial de la época:

"Las cifras de la prisión muestran que, al ser los casos advertidos a tiempo, gracias al confinamiento y consecuente distanciamiento de la población civil, fueron posibles tratamientos oportunos, internamente poseían medios agrarios para autosostenerse y obtuvieron una buena nutrición, los reclusos tuvieron un porcentaje de mortalidad considerablemente menores que el residente común que se quedó en muchos casos en la ciudad".

¿POR QUÉ LA GRIPE FUE TAN MORTAL?

La terrible extensión de la pandemia es difícil de entender, el virus infectó a 500 millones de personas en todo el mundo, matando a entre 40 y 100 millones, más que todos los soldados y civiles muertos juntos durante la Primera Guerra Mundial, si bien la pandemia mundial duró dos años, un número significativo de muertes sucedieron en tres meses particularmente brutales en el otoño de 1918. Los historiadores creen ahora que un virus mutado causó la gravedad mortal de la "segunda ola" de la Gripe Española, los movimientos de tropas los propagaron velozmente en tiempos de guerra.

Cuando la Gripe Española apareció por primera vez a principios de marzo de 1918, tenía todas las características de la Gripe estacional, sin embargo, era una cepa altamente contagiosa y virulenta.

Uno de los primeros casos registrados fue Albert Gitchell, un cocinero del ejército estadounidense en Camp Funston, Kansas, hospitalizado con una fiebre de 40 grados. El virus se propagó rápidamente a través de las instalaciones del ejército, hogar de 54.000 soldados y a finales de mes, 1.100 soldados habían sido hospitalizados y 38 habían muerto de neumonía.

Mientras que las tropas estadounidenses fueron desplegadas en masa para el esfuerzo bélico en Europa, llevaban la Gripe Española. En abril y mayo de 1918, el virus se propagó como un incendio forestal por Inglaterra, Francia, España e Italia. Se estima que tres cuartas partes del ejército francés se infectaron en la primavera de 1918 y hasta la mitad de las tropas británicas, sin embargo, la primera oleada del virus no parecía particularmente mortal, con síntomas como fiebre alta y malestar general que duraban sólo tres días. Según datos limitados de salud pública en ese momento, las tasas de mortalidad eran comparables a la Gripe estacional.

De septiembre a noviembre de 1918, la tasa de mortalidad por la Gripe Española aumentó enormemente. Sólo en los Estados Unidos, 195.000 estadounidenses murieron en octubre y a diferencia de una Gripe estacional normal, que afecta principalmente a personas muy jóvenes y muy mayores, la segunda ola de Gripe Española mostró una llamada "curva W": un alto número de muertes entre jóvenes y mayores, pero también un aumento masivo de personas en edad media, formado por individuos sanos entre 20 y 40 años.

Fue impactante no sólo que millones de hombres y mujeres jóvenes murieran en todo el mundo, sino también cómo murieron. Maltratados por una fiebre abrasadora, hemorragias nasales y neumonía, los pacientes se ahogaron con sus pulmones llenos de líquido. Sólo décadas después, los científicos pudieron explicar el fenómeno ahora conocido como "explosión de citoquinas". Cuando un virus ataca el cuerpo humano, el sistema inmunitario envía proteínas mensajeras llamadas citoquinas para promover una inflamación beneficiosa, sin embargo, algunas cepas de Gripe, especialmente la cepa H1N1 responsable del brote de Gripe Española, pueden causar una respuesta inmunitaria peligrosa en individuos sanos. En esos casos, el cuerpo está sobrecargado de citoquinas, causando inflamación severa y acumulación mortal de líquido en los pulmones. Los médicos militares británicos que realizan autopsias a los soldados muertos por la segunda ola describieron que el daño pulmonar grave era similar a los efectos de la guerra química.

¿Por qué el virus de 1918 mató a tantos adultos jóvenes sanos? La curva de mortalidad por los diferentes tipos de gripe a la edad de muerte ha sido en forma de U durante al menos 150 años y muestra picos de mortalidad en personas muy jóvenes y muy mayores, con una frecuencia relativamente baja de muertes en todas las edades intermedias. Por el contrario, las tasas de mortalidad específicas por edad en la pandemia de 1918 mostraron un patrón claro que no se ha documentado antes o después de una curva en forma de W, similar a la curva en forma de U, pero con la adición de un tercer pico claro (promedio) de muertes en adultos jóvenes de 20 a 40 años.

Por ejemplo, las tasas de mortalidad por gripe y neumonía de los 15 a 34 años de edad en 1918-1919 fueron 20 veces más altas que en años anteriores. En general, casi la mitad de las muertes relacionadas con la gripe durante la pandemia de 1918 se presentaron en adultos jóvenes de entre 20 y 40 años, un fenómeno único en ese año pandémico. La pandemia de 1918 también es única entre las pandemias de gripe, ya que el riesgo absoluto de muerte por gripe fue mayor en individuos menores de 65 años que en individuos mayores de 65 años; Las personas de menos de 65 años de edad fueron responsables de 99% de todas las muertes por relacionadas con la gripe en 1918-1919.

En comparación, el grupo de edad menor de 65 años fue responsable del 36% de todas las muertes relacionadas con la gripe en la pandemia H2N2 de 1957 y el 48% en la pandemia de H3N2 de 1968. Una perspectiva más nítida surge cuando las tasas de morbilidad por gripe específicas de la edad (21) desde 1918 se han utilizado para ajustarse a la curva de mortalidad en forma de W. Las personas de menores de 35 años de edad en 1918 tuvieron una incidencia desproporcionadamente alta de gripe.

Sin embargo, incluso después de ajustar las muertes por ataques clínicos específicos de la edad, una curva en forma de W con un pico en las muertes entre los adultos jóvenes permanece y difiere significativamente de los casos de curvas específicas de mortalidad en forma de U, la edad típicamente observada en otros años de gripe, por ejemplo, 1928–1929. Además, en 1918, individuos entre 5 y 14 años tuvieron un porcentaje desproporcionadamente grande de casos de gripe, pero tuvieron una tasa de mortalidad mucho menor por gripe y neumonía que otros grupos de edad.

Diferentes factores de riesgo como coinfecciones, medicamentos y el medio ambiente, una teoría que podría explicar parcialmente estos hallazgos es que el virus de 1918 tenía una virulencia intrínsecamente alta, que sólo se atenuó en pacientes nacidos antes de 1889, por ejemplo, por la exposición a un virus que estaba circulando en ese momento y podría proporcionar protección inmune parcial contra el virus de 1918 sólo en personas que tenían la edad suficiente (más de 35 años) para infectarse durante ese período.

Pero esta teoría proporcionaría una paradoja adicional: un virus progenitor oscuro que no dejó rastro detectable debería haber aparecido y desaparecido antes de 1889, y reapareció más de tres décadas después. Los datos epidemiológicos sobre el grado de gripe clínica por edad, recopilados entre 1900 y 1918, proporcionan buenas pruebas de la aparición de un nuevo virus antigénico de la gripe en 1918.

Estudios puerta a puerta del Servicio de Salud Pública de los Estados Unidos en ocho estados durante 1919, evidenció una curva más típica para las muertes por gripe específicas por edad. El grupo de edad de 5 a 15 años aumentó al 25% de los casos de gripe (compatible con la exposición a una nueva cepa de virus antigénicos). El grupo de edad de 65 años sólo representó el 0,6% de los casos de gripe, hallazgos consistentes con la inmunidad protectora previamente adquirida causada por una proteína viral idéntica o estrechamente relacionada a la que los ancianos fueron expuestos una vez. Las tasas de mortalidad son constantes, en 1918, las personas de entre 20 y 40 años que tuvieron la gripe y casos de neumonía murieron en mayor porcentaje. En el otro extremo del espectro de edad, una gran proporción de las muertes en lactantes y niños pequeños en 1918 imitan el patrón de edad de otras pandemias de gripe.

La falta de cuarentena

Se cree que la rápida propagación de la Gripe Española en el otoño de 1918 fue en parte responsable de los funcionarios de salud pública que no estaban dispuestos a ponerse en cuarentena durante la guerra. Por ejemplo, en Gran Bretaña, un funcionario del gobierno llamado Arthur Newsholme sabía muy bien que el cierre civil estricto era la mejor manera de combatir la propagación de la enfermedad altamente contagiosa, pero no se arriesgaría a paralizar el esfuerzo bélico manteniendo a los trabajadores de las fábricas de municiones y a otros civiles en casa.

Según nuestra investigación, Newsholme concluyó que "las necesidades inquebrantables de la guerra justifican el riesgo de propagación de la infección" y alentó a los británicos a continuar durante la pandemia.

Una grave escasez de enfermeras obstaculizaba aún más la respuesta de salud pública a la crisis en los Estados Unidos. Miles de enfermeras habían sido desplegadas en los campamentos militares y en la línea del frente, el déficit se vio agravado por la negativa de la Cruz Roja Americana a utilizar enfermeras afroamericanas capacitadas hasta que la peor pandemia había pasado.

La ciencia médica no tenía las herramientas

Sin duda una de las principales razones por las que la Gripe Española cobró tantas vidas en 1918 fue que la ciencia simplemente no tenía los medios para desarrollar una vacuna contra el virus. Hasta la década de 1930, los microscopios ni siquiera podían ver algo tan pequeño como un virus, en cambio, los mejores profesionales médicos de 1918 estaban convencidos de que la Gripe era causada por una bacteria llamada "bacilo de Pfeiffer".

Después de un brote mundial de Gripe en 1890, un médico alemán llamado Richard Pfeiffer descubrió que todos sus pacientes infectados llevaban una cierta cepa de bacterias que él llamó "H. Influenza". Cuando ocurrió la pandemia, los científicos planeaban encontrar una cura para el bacilo Pfeiffer. En diciembre de 1918, la mortífera segunda ola de Gripe Española finalmente terminó, pero la pandemia estaba lejos de ser completamente exterminada. Una tercera ola estalló en Australia en enero de

1919 y finalmente regresó a Europa y Estados Unidos, se cree que el presidente Woodrow Wilson contrajo la Gripe Española durante las negociaciones de paz de la Primera Guerra Mundial en París en abril de 1919.

La tasa de mortalidad de la tercera ola fue tan alta como la segunda ola, pero el final de la guerra en noviembre de 1918 eliminó las condiciones que le permitieron propagarse tan rápido y lejos. Las muertes de la tercera ola global, mientras que eran todavía en millones, disminuyeron en comparación con las pérdidas apocalípticas durante la segunda ola.

MORBILIDAD E ÍNDICES SOCIOECONOMICOS

La morbilidad, es el índice que mide la cantidad de personas que enferman en un lugar y en un período de tiempo determinado, en relación con el total de la población. En la literatura del siglo XX se expuso que esta pandemia infectó y mató a todas las clases por igual, sin embargo, estudios posteriores cuestionaron la "visión socialmente neutral" de la devastación dejada por la Gripe.

Encontraron una mayor mortalidad entre los pobres en varios índices socioeconómicos, incluyendo el ingreso per cápita, los municipios, las clases ocupacionales, los tamaños de los hogares, la alfabetización, el tipo de vivienda, la sanidad y el desempleo. Los estudios contemporáneos han demostrado asociaciones mixtas entre el estado socioeconómico y la morbilidad.

Primero, el control de la edad, el sexo y la raza utilizando datos de 9 ciudades norte-americanas. En el otoño de 1918, Estados Unidos encontró una asociación negativa entre el estatus financiero de un individuo (muy pobre, pobre, clase media y rico) y la morbilidad.

En segundo lugar, un estudio de Bergen, Noruega, que analizó tres olas en combinación, encontró una relación moderadamente negativa entre el número de habitaciones y la morbilidad.

En tercer lugar, los estudios de 5 ciudades inglesas, que combinaron datos de 3 olas, no encontraron ninguna asociación entre las personas por habitación y la morbilidad en 3 de las ciudades y una correlación positiva en 2.

Por último, un estudio de Boston con datos del otoño de 1918, no encontró diferencia en la morbilidad para los distritos (muy pobres, pobres, moderados), pero los individuos por habitación y limpieza (muy sucio, sucio, limpio, muy limpio) estaban positivamente y negativamente asociados con la morbilidad, respectivamente.

Sin tener datos para analizar la relación entre el estado socioeconómico y la morbilidad se concluyó que no tenían relación con la cantidad de muertos. Las pruebas para otras ubicaciones no se pueden utilizar para este análisis porque, en ese momento, los datos solo se recopilaron para la ola a finales de 1918.

Recientemente se ha requerido una investigación sobre la morbilidad y las clases sociales confrontando los datos cruzados en las diferentes olas de la Gripe Española, sin embargo, no se ha llevado a cabo debido a la falta de datos.

Es esencial por varias razones, en primer lugar, determinar si los grupos económicos tienen mayor morbilidad, esto puede ayudar a abordar las posibles o escasas vacunas, reducir las pérdidas humanas, sociales y financieras en una próxima pandemia.

En segundo lugar, los estudios de morbilidad podrían ayudar a entender si la economía y estabilidad laboral de una nación pueda influir en la exposición/morbilidad, letalidad o ambas.

Materiales y Métodos

Los datos provienen de una investigación sobre la pandemia en Bergen, Noruega. Ocho distritos fueron seleccionados al azar, esta estrategia estudió hogares con y sin casos de Gripe.

Las distribuciones de edad de riesgo y mortalidad para la Gripe en la muestra y la población fueron las mismas. Las enfermeras capacitadas entrevistaron a todas las familias desde finales de 1918 hasta finales de 1919, y los datos fueron clasificados y publicados en base a las olas observadas de julio a septiembre de 1918, octubre-diciembre de 1918 y enero-marzo de 1919. La muestra consta de 10.633 individuos, 4.818 casos y 72 muertes y cubre el 11,8% de la población.

Se han perdido datos individuales, pero se han publicado y utilizado datos de resultados ordenados por edad, sexo y localización de la demora, los datos sobre resultados y población en riesgo también están disponibles por edad y género.

Los resultados no demostraron diferencias significativas en la tasa de mortalidad por edad, sexo y ola debido a las pocas muertes en la muestra, sin embargo, se han documentado características particulares; una mortalidad masculina significativamente mayor, una mortalidad en forma de "W" (que aumenta y disminuye relativamente) y una mayor mortalidad por segundas olas.

La variable de resultado, es la probabilidad que también se pudo haber considerado una enfermedad similar a la Gripe (IIL) durante cada oleada, es decir, casos de ILI hacen parte del porcentaje de la población en riesgo al comienzo de la ola considerada.

La población de riesgo al comienzo de las olas de otoño e invierno se ajusta para los casos durante las olas de verano y otoño, respectivamente, dado que el 6,5% de los encuestados notificó reinfección durante las olas de otoño e invierno, sólo un factor de 0,935 de los casos de ola de verano y la ola de otoño se resta de la población en riesgo al comienzo de la ola otoñal y la ola de invierno, respectivamente.

Las variables explicativas son sobre índices socioeconómicos, casa, género y ola. El domicilio se mide en el número de habitaciones por cada casa. Las categorías de apartamentos son las siguientes (% de muestra):

- Una habitación con/sin cocina (31%)
- Dos habitaciones con cocina (31%)
- Tres habitaciones con cocina (15%)
- Cuatro o más habitaciones con cocina (22%)

El análisis se realizó para las tres olas.

Resultados

Los resultados sugieren fuertemente que las mujeres que viven en apartamentos de dos habitaciones tenían una morbilidad más alta (significativa en 10%). Si comparamos los dos tipos más pequeños de apartamentos con los dos más grandes y no tenemos en cuenta el género, la morbilidad fue significativamente menor entre los residentes de apartamentos más grandes.

Todo el período de la pandemia esconde diferencias fundamentales. En el verano, tanto los hombres como las mujeres que viven en apartamentos de 3 y 4 habitaciones tenían tasas de mortalidad significativamente más bajos.

Uno de cada 3 y 1 en 5 en las dos categorías de apartamentos más pequeñas y dos más grandes tenía la Gripe. Estas diferencias fueron significativas en el nivel del 0,1% para hombres y mujeres y el nivel del 1% para ambos sexos. Los resultados sugieren que las mujeres que viven en apartamentos de dos habitaciones tenían un porcentaje más alto.

Una transición de la morbilidad al tamaño del departamento ocurrió de verano a otoño. En el otoño, más hombres y mujeres fueron contagiados gradualmente por tamaño de apartamento. La tendencia es clara, y aquellos que viven en apartamentos con más de cuatro habitaciones, independientemente del sexo, tienden a tener la morbilidad más alta (significativa en 10%). En el invierno de 1919, las diferencias de morbilidad por tamaño de apartamento y sexo masculino y femenino eran insignificantes.

Sin embargo, en estudios realizados a pacientes hospitalizados con síntomas de la Gripe y que compartían habitación, tuvieron la tasa de mortalidad más alta (30-32%), dejando en evidencia que ambientes reducidos, el hacinamiento y la distancia, influían en manera agresiva a la difusión del virus.

Discusión

El hacinamiento está relacionado con la pobreza, pero también promueve directamente la propagación de enfermedades infecciosas. Los residentes de las residencias pequeñas son propensos a tener ocupaciones de mayor exposición, de clase obrera que los habitantes de domicilios grandes con ocupaciones de clase alta/media. Las investigaciones preliminares de Noruega mostraron que los que enfermaron durante el verano eran trabajadores del transporte, de hoteles e industriales.

Un segundo candidato es una variación socioeconómica entre las familias expuestas a la ola de verano, en varias ciudades noruegas, los que estaban de vacaciones no estaban en riesgo, contrariamente los que se quedaron en la ciudad fueron directamente expuestos. Un estudio de la pandemia de 1918-1919 en Oslo encontró que el tamaño de los apartamentos estaba perfectamente correlacionado con el alquiler mensual y los ingresos familiares.

Los ingresos y las habitaciones de los hogares son indicadores comunes del índice socio-económico en estudios de salud, cuanto se notan que más familias viven en casas grandes, aumenta la probabilidad que puedan pagar unas vacaciones de verano.

Por lo tanto, las posibilidades de que las familias de ingresos más altos se expongan a la ola de verano y reciban inmunidad para combatir el brote de otoño pueden haber sido menores que las de las familias más pobres. Esta hipótesis es coherente con el hallazgo de Oslo, los niños de familias adineradas en el lado oeste estaban más ausentes debido a la Gripe de otoño que los niños de familias de bajos ingresos en el lado este.

Un tercer candidato es la higiene de las manos. Un estudio de Boston de 1918 encontró que una mayor proporción de familias "más limpias" no tenían o solo tenían un caso de Gripe, que los hogares más "sucios". En una revisión de las epidemias de Gripe se constató que la higiene de las manos en las instituciones comunitarias afectaba a la transmisión de la Gripe. Las autoridades sanitarias de Bergen instaban a las personas a lavarse las manos y las casas, esta información de alerta fue impresa en periódicos y carteles en 1918, aun así, es probable que menos personas pobres sepan la importancia de estos mensajes.

En Oslo, hubo una fuerte correlación negativa entre la mortalidad por Gripe de 1918 y la disponibilidad de hogares (más ricos) con el baño. Por lo tanto, tener un baño probablemente se asocia positivamente con la higiene de las manos y negativamente con la morbilidad.

Aquellos que vivieron en apartamentos más grandes en Bergen eran más propensos a tener baños que los de apartamentos más pequeños, por lo tanto, esta presunción también podría explicar por qué los grupos socioeconómicos más altos de Bergen tuvieron un porcentaje de contagio más bajo en el verano de 1918.

La ocupación, la exposición laboral, la separación de las vacaciones de verano en los grupos socioeconómicos más altos y la higiene de las manos son posibles mecanismos para la sobreexposición y la transmisión de la Gripe, sin embargo, las personas con ingresos más bajos también pueden tener una función inmune más vulnerable, derivado por la dieta, cuidados médicos de baja calidad y presiones sociales, lo que aumentaba el riesgo de desarrollar gripe cuando eran expuestos. Por ejemplo, tenían más probabilidades de enfermarse cuando se exponen experimentalmente al virus de la gripe común.

Si bien este análisis no pudo desentrañar los mecanismos del contagio, los resultados sugieren que la intervención farmacéutica intervino en las diferencias de morbilidad entre distintos estratos socioeconómicos, por lo cual los planes de preparación para futuras pandemias deben investigar a profundidad este aspecto.

Sorprendentemente, sin embargo, las desigualdades sociales en los resultados de la pandemia de Gripe Española no forman parte del debate en los planes internacionales de preparación para las futuras Gripes pandémicas.

LA PRIMERA OLA

En los Estados Unidos, la actividad poco habitual de Gripe se detectó primero en campamentos militares y en algunas ciudades durante la primavera de 1918. En los Estados Unidos y en otros países involucrados en la guerra no se informó sobre la gravedad y la propagación de la enfermedad, el motivo fue que a las autoridades les interesaba mantener la moral alta entre la población y no querían debilitar a sus tropas, durante el tiempo que duro la guerra no fue difundida la información sobre las enfermedades que afectaban a los soldados, de esta manera cientos de miles de soldados estadounidenses cruzaron el Atlántico para enrolarse en la guerra y como consecuencia de este desplazamiento masivo de tropas se difundió la influenza a nivel mundial.

A estos brotes ocurridos en la primavera ahora se los considera como "primera ola" de la pandemia; los casos de enfermedad fueron limitados y mucho más leves que los que se observarían durante las dos olas siguientes. En Boston los más afectados de la población civil fueron hombres obreros (47 %) seguido de amas de casa (37%), niños en edad escolar (11%) niños fuera de la escuela (3%). Una explicación de la diferencia de género podría ser que los adultos jóvenes son más propensos a estar expuestos a la Gripe durante la primera oleada en el trabajo, ya sea en verano o en otoño. La mayoría de las mujeres adultos eran amas de casa, mejorando la protección contra las siguientes olas. La morbilidad en el verano y el otoño se correlacionó negativa y significativamente sólo para los hombres.

A diferencia de los estudios en países beligerantes, donde los datos sobre los varones adultos jóvenes están distorsionados porque muchos de ellos estaban en guerra, los análisis de Bergen, la ciudad noruega, provienen de un país neutral que no está sesgado por la guerra. Los datos de esta ciudad están disponibles para tres oleadas, mientras que los de Estados Unidos y el Reino Unido recopilaron datos solo para la ola de otoño o datos imprecisos publicados para todas las olas combinadas. Dos debilidades de este estudio son que no hay datos disponibles a nivel individual, y fueron auto informados y no se verificados en laboratorio. Por lo tanto, algunos casos podrían confundirse con enfermedades respiratorias distintas de la Gripe. Los pobres contrajeron primero la Gripe y fueron generalmente los más afectados. Por el contrario, los ricos con menos exposición en la primera ola fueron contagiados en mayor porcentaje en la segunda ola. Este hallazgo está en línea con estudios anteriores que muestran que los pobres tuvieron la mayor mortalidad por pandemia durante el primer año, en 1918.

LA SEGUNDA OLA

La segunda ola de la Gripe Española fue en gran porcentaje, peor que la primera. Los expertos aseguraron que no se debió a una disminución en el cuidado de la gente, sino que su nocividad residió en una probable metamorfosis del virus, la dificultad de confinamiento y la necesidad de trabajar en el contexto de la Primera Guerra Mundial.

El segundo brote, aparecido en septiembre y fue la verdadera pandemia de Gripe de 1918, probablemente alguna de las cepas del virus, mutó, se hizo más selectivo y estimuló la mortandad, exterminó en todo el mundo a unos 40 millones de personas. Justificar la alta mortalidad de la segunda ola por la indiferencia de la población es inapropiado, la principal razón fue el propio virus, que mutó y se volvió mucho más mortífero.

Verosímilmente alguna de las cepas del virus, responsable de la Gripe Española, se trasformó, se hizo más virulenta y provocó el caos en el que se sumió todo el hemisferio norte entre septiembre y noviembre de 1918.

Ciertamente para las personas de aquella época, la Gripe no era un padecimiento grave y no justificaba las medidas que hoy llamamos aislamiento. Ni la medicina ni los sistemas de sanidad tenían el desarrollo que tenemos actualmente, la población no contaba con medios de información efectivos y no estaban informados sobre lo que tenían que hacer. También la falta de algunos aparatos modernos como refrigeradores, televisores, celulares o computadoras, hacían del aislamiento una realidad complicada y no se trasmitía la necesidad del distanciamiento de la manera en que se ha hecho durante las pandemias modernas.

La conversación sobre la pandemia de Gripe Española no es exclusiva de la actualidad. Los expertos han hecho comparaciones similares entre todas las pandemias recientes para contextualizar y comprender mejor la crisis que generan. Pero muchas de estas comparaciones no enfatizan las sombrías realidades de la pandemia de 1918. Los sistemas de atención de la salud menos sofisticados y la tecnología médica, la falta de una organización internacional de gobiernos mundiales y una guerra mundial en curso han ayudado a que sea conocida como la peor pandemia de la historia humana. La mortífera segunda oleada de la pandemia de gripe española de 1918 puede tener pistas sobre las circunstancias actuales. Ésta es una de esas raras ocasiones en las que los historiadores pueden estar más o menos de acuerdo en que hay lecciones que se pueden aprender que son bastante simples y se pueden aplicar en el presente. Hace más de 100 años, la gripe española fue responsable de la muerte de al menos 40 millones de personas en todo el mundo: 55.000 en Canadá y 675.000 en Estados Unidos, muchas de ellas entre las edades de 20 y 40.

Actualmente tenemos los medios para acelerar los procedimientos y pensar en las políticas de salud pública eficaces que pueden salvar muchas vidas.

Datos inciertos

Los científicos han seguido investigando la Gripe Española. Se desconoce el número exacto de muertes y la tasa de mortalidad por caso, el número total de muertes fuera del número total de casos registrados debido a datos incompletos e inexactos en algunas regiones menos desarrolladas. En 1918, el registro de los certificados de defunción y la epidemiología eran todavía prematuros, muchas partes del mundo no estaban conectadas a otras, por lo tanto, no se puede obtener datos de algunas de las fuentes que eran precarias en ese momento.

La declaración sobre que la Gripe Española se produjo en varias olas es correcta, sin embargo, el número todavía está en discusión, estas olas comenzaron en marzo de 1918 y terminaron en el verano de 1919.

La mayoría de las muertes en los Estados Unidos ocurrieron en el otoño de 1918, pero se desconoce la cantidad exacta para cada ola. Los expertos sostienen que la segunda ola fue más grave debido a la mutación genética, el movimiento en tiempo de guerra y más frecuentemente asociado con la neumonía bacteriana, según un estudio de 1991. Muchos expertos dicen que el 2,5% es demasiado bajo y las cifras a las que muchos medios de comunicación y académicos a menudo se refieren (2,5% de tasa de mortalidad, 500 millones de personas infectadas y 40 millones a 100 millones de muertes) son contradictorias. Si la gripe española infectó a 500 millones y mató a entre 40 y 100 millones, el número de muertes fue del 10 al 20 por ciento. Si la tasa de mortalidad fue del 2,5 por ciento y si 500 millones estaban infectados, la cifra de muertos fue de 12,5 millones. En 1918 había 1.800 millones de personas, combinando 50 millones de muertes con el 2,5 por ciento, requeriría al menos 2 mil millones de infecciones, más que el número de personas que existían en ese momento.

Cronología de la Segunda Ola

África

• 24 de agosto: H.M.S. Mantua llegó a Sierra Leona con 200 marineros enfermos (ninguno murió). El 27 de agosto, 500 de los 600 empleados de la Compañía de Carbón de Sierra Leona se contagiaron con la gripe trasmitiéndola a sus familiares.

• En la semana siguiente, el 75% de la tripulación británica del H.M.S. en África, contrajo la gripe. De esos 580 más o menos, 51 murieron.

• A principios de septiembre de 1918, un dragaminas de la Royal Navy el H.M.S. Chepstow, que transportaba tropas de Nueva Zelanda, reportó 38 muertes por una escala en Sierra Leona. Tahití, que tenía puertos militares, reportó 68 muertes a los dos días del paso del dragaminas.

• A finales de septiembre, 1.072 personas en Sierra Leona (aproximadamente el 3% de la población) habían muerto de gripe.

Francia

• Brest en Francia fue el principal puerto de desembarco de la Fuerza Expedicionaria Estadounidense (acrónimo en inglés: AEF). En agosto de 1918, había aproximadamente 17.000 estadounidenses en Brest, y el cercano campamento de la AEF albergaba otros 45.000 soldados.

• En los últimos días de agosto, muchas tropas francesas, contagiadas con la gripe, llegaron a Brest para entrenar.

• Los primeros casos de gripe mortal aparecieron alrededor del 22 de agosto. El 15 de septiembre, 1.350 pacientes fueron hospitalizados; 370 de ellos murieron.

Estados Unidos

• Los primeros informes salieron el 8 de septiembre de Camp Devens, 50 kilómetros al oeste de Boston.

• El campamento fue construido para 36.000 soldados, pero en ese momento estaba superpoblado con 45.000 hombres.

• El 8 de septiembre, noventa pacientes con gripe asistieron a la clínica del campamento. En los días que siguieron fue creciendo exponencialmente la cantidad de hospitalizados.

• El 29 de septiembre, la clínica, construida para tratar a 1.200 pacientes, tuvo que incluir otras 6.000 camas para los infectados, fila tras fila.

• A mediados de agosto, más de 14.000 soldados de Camp Devens habían caído enfermos; 750 habían muerto.

• Los movimientos de tropas pronto propagaron la enfermedad a otros campamentos en Nueva

Jersey (Fort Dix), Kansas (Camp Funston), Nueva York (Camp Upton), California y Georgia.

• Dos soldados llegaron al Dodge Camp en Iowa el 12 de septiembre; seis semanas después, 12.000 hombres fueron infectados; la enfermería construida para 2000 personas llego a tener 8.000 pacientes.

• En 1918, la Base Naval de Filadelfia fue la más grande de los Estados Unidos, con 45.000 marineros.

• El 7 de septiembre, 300 marineros llegaron de Boston.

• Dos semanas después, más de 900 marineros estaban enfermos.

• Filadelfia celebró un desfile de campaña de Liberty Loan el 28 de septiembre.

• 3.000 soldados y marineros marcharon por calles llenas de más de 100.000 espectadores.

• Dos días después, más de 100 personas murieron de gripe cada día.

LA TERCERA OLA

La tercera y última ola comenzó a principios de 1919, persistió toda la primavera y causó incluso más casos de enfermedad y muerte. La gripe tornaría a sacudir el mundo, aunque esta vez su mortalidad fue, en términos generales, menor que en la anterior fase de infección. Una de las sospechas de los científicos es que la población ya había creado la inmunidad para que la fuerza del virus fuese menor.

En países como Japón, por ejemplo, la incidencia de la gripe se ampliaría hasta 1920. Cuando se terminó, en España ya habían fallecido ocho millones de personas. Si bien fue peligrosa, esta ola no fue tan mortífera como la segunda. La pandemia de influenza finalmente disminuyó en el verano de 1919, después de dejar familias y comunidades aniquiladas que tuvieron que seguir adelante.

Los científicos ahora saben que esta pandemia fue originada por el virus H1N1, que se prolongó como un virus estacional en todo el mundo durante los 38 años sucesivos.

¿CÓMO SE ACABÓ?

La pandemia terminó naturalmente, tras unos dos años, más o menos, de impacto. Hasta los años 30 no se intentaría desarrollar vacunas. En la época no se conocía suficiente para desarrollar tan inmediatamente vacunas ni medicinas para enfermedades "nuevas".

Los métodos médicos de la época, poco desarrollados y básicos, ayudaron poco a aliviar o para aplacar su expansión, pues los médicos encomendaban técnicas caseras poco eficaces como licores calientes o hasta humo de tabaco, para acabar con el virus. Además, en aquella época no había seguridad social y no toda la gente tenía acceso a la sanidad.

En algunos países no se tomaron medidas de seguridad adecuadas o se impidieron eventos sociales como sepelios o festividades patronales, aunque muchos trabajadores públicos como médicos o policías si debían llevar tapabocas.

La Gripe Española vio su final por el camino de la inmunización, esta la logró aislar, hasta su extinción. Hubo tres oleadas de gran impacto de la enfermedad, en las que se infectó una gran parte de las personas y ayudó a que el virus se fuera sitiando. Tras esas oleadas, la población estaba suficientemente inmunizada como para obstaculizar la expansión y permanencia de la pandemia.

El motivo por el que se extinguió la pandemia es la "inmunidad de grupo". La inmunidad ante un virus se crea por las personas que han sido infectadas y se han recuperado, haciendo así que su cuerpo cree anticuerpos idóneos para "combatir" contra esa alteración específica del virus.

Esta inmunidad puede ser genéticamente transmitida de madres a hijos, siempre que la madre se infectase durante el embarazo. De forma que, tras dos años de infecciones, el virus deja de difundirse porque no quedan individuos sanos sin anticuerpos a los que infectar.

FALTA DE DISTANCIAMIENTO SOCIAL

¿Cuál es verdad?

Más personas murieron en la pandemia de gripe de 1918 que en toda la Primera Guerra Mundial, y la mayoría de las personas murieron en la mortal segunda ola del brote de gripe. En general, en lugares donde no se cumplieron las reglas de distancia social, hubo más casos de influenza.

Está mal

Sin embargo, la segunda ola del brote de influenza comenzó antes del fin de la Primera Guerra Mundial. Fue impulsado en gran medida por soldados con malestares que viajaban a hospitales, no por aquellos que ignoran las reglas de la distancia social.

Hubo tres oleadas durante esta pandemia, que comenzó en la primavera de 1918 y disminuyó en el verano de 1919, siendo la más mortífera la segunda ola que alcanzó su punto máximo en el otoño de 1918. No se sabe con exactitud el porcentaje de muertes durante la segunda ola mortal. Sin embargo, podemos decir que sólo en octubre de 1918, Estados Unidos vio casi 200.000 muertes por la pandemia. Estados Unidos perdió alrededor de 115.000 soldados durante la Primera Guerra Mundial.

Si bien la mayoría de las muertes ocurrieron durante la segunda ola, estas muertes no pueden atribuirse únicamente a la falta de distancia social después de la guerra. De hecho, en un cronograma de la pandemia de los Centros para el Control y la Prevención de Enfermedades (CDC) de 1918, se observa que la segunda ola comenzó en septiembre de 1918, aproximadamente dos meses antes de que Alemania se rindiera oficialmente el 11 de noviembre y la Primera Guerra Mundial terminara.

La segunda oleada de la pandemia de 1918 fue alimentada en gran medida por soldados que viajaron a países de Europa, Estados Unidos y África, aunque los desfiles militares y la falta de distancia social al final de la guerra no desencadenaron la segunda ola de la pandemia de 1918, exacerbaron el problema. Como hoy en día, muchas ciudades de los Estados Unidos cerraron escuelas, negocios y otros lugares públicos durante la pandemia de 1918. Estas acciones tuvieron en gran medida éxito en la desaceleración de la propagación de la enfermedad.

También hay varios ejemplos históricos de ciudades que ignoraron estas reglas lo que produjo un aumento en los casos de influenza. Por ejemplo, Filadelfia organizó un desfile de 200.000 soldados, días después de que vieran su primer caso fatal de "gripe española" en septiembre de 1918. San Louis también debía celebrar un desfile en esta época, pero cancelaron el evento debido a la pandemia. No es de extrañar que Filadelfia termine con una tasa de mortalidad más del doble que la de San Louis. En resumen, la pandemia de 1918 mató a unos 50 millones de personas; más del doble de la cifra de muertos de la Primera Guerra Mundial. Si bien ignorar las reglas de la distancia social aumentó los casos de gripe, los desfiles del Día del Armisticio que conmemoraban el final de la Primera Guerra Mundial no causaron la segunda ola mortal, ya que estaba en pleno desarrollo hacia el final de la guerra.

LOS AÑOS 1920-1950

En los años posteriores al brote, el virus H1N1 circulaba, aunque no resurgió para causar enfermedades y muertes a una escala similar. En las décadas anteriores a la reaparición de otra enfermedad pandémica, la salud mundial y pública progresaría a pasos agigantados. Sobre la pandemia de Gripe Española, cabe destacar tres áreas de progreso: el aislamiento e identificación de virus, el desarrollo de vacunas y el avance de la diplomacia sanitaria mundial.

Richard Shope fue el primero en aislar el virus de influenza en el laboratorio en 1931 y extraerlo de cerdos infectados. Poco después, Smith, Andrewes y Laidlaw aislaron el virus en los seres humanos y refutaron la creencia generalizada de que influenza era una infección bacteriana. Esto fue un gran avance para el diagnóstico, el seguimiento y los esfuerzos de desarrollo de las vacunas. La primera vacuna contra el virus de influenza fue desarrollada paralelamente por varios investigadores a finales de la década de 1930 y principios de 1940. Jonas Salk y Thomas Francis realizaron un gran trabajo a pesar que durante este período, las vacunas no eran tan seguras como las modernas. Las impurezas a veces causaban síntomas como fiebre, dolor y fatiga.

Mientras tanto, las deficientes capacidades de monitoreo dificultaban la coincidencia adecuada de la vacuna con la cepa circulante de influenza. Por ejemplo, una epidemia se fusionó en 1947 cuando la deriva antigénica dio lugar a cambios en el antígeno de la hemaglutinina, por lo que la vacuna no ofrecía protección contra ella. Afortunadamente, no era muy grave, y no se convirtió en una pandemia.

El descubrimiento y el aislamiento del virus cambiarían drásticamente la forma en que las sociedades responderían radicalmente a la prevención y el control sobre una epidemia. Mientras tanto, el desarrollo de la penicilina en 1929 proporcionaría a los planificadores de salud una herramienta esencial para el tratamiento de la neumonía bacteriana secundaria, la principal causa de muerte durante las pandemias de influenza.

Además, los respiradores de presión se desarrollaron en la década de 1940 para su uso en unidades de cuidados intensivos; esto también mejoraría los resultados de salud en casos complicados. Estas afirmaciones han ayudado a prevenir una nueva pandemia con una tasa de mortalidad comparable a la de la Gripe Española.

Durante la pandemia de 1918, hubo poca coordinación significativa entre jurisdicciones, había varias razones para esto. La cooperación internacional significativa en la lucha contra las enfermedades infecciosas todavía era prematura. En 1851, una serie de conferencias sanitarias internacionales comenzaron a reunir a los países para abordar el control de enfermedades infecciosas, sin embargo, los primeros tratados que surgieron de estas conferencias, centrándose en el saneamiento, demostraron ser de uso limitado durante una pandemia de influenza. Mientras tanto, las organizaciones internacionales con mandatos para coordinar e informar sobre la respuesta a las enfermedades infecciosas habrían sido inadecuadas.

A principios de 1900 surgieron organismos como la Oficina Internacional de Higiene Pública en París y la Oficina Sanitaria Internacional en Washington, D.C que nace el 2 de diciembre de 1902 con la realización de la Primera Convención General de Sanidad Internacional de las Repúblicas Americanas, dichos organismos no tenían el tamaño, rango o experiencia para contribuir eficazmente a la respuesta contra la Gripe. Además, muchas instituciones nacionales de salud no existían, y los departamentos provinciales de salud eran pequeños. En Canadá, debido a la respuesta desorganizada a la gripe española, la legislación estableció en marzo de 1919 crear un departamento federal de salud. En los Estados Unidos, se formó el Centro de Enfermedades Transmisibles (ahora Centros para el Control y la Prevención de Enfermedades).

Tras las secuelas de la Segunda Guerra Mundial y la Pandemia de gripe española, las conversaciones en las Naciones Unidas empezaron a girar en torno a la necesidad de la creación de una organización centrada en la mejora y el mantenimiento de la salud en todo el mundo. Dichas conversaciones empezaron en 1845, pero no dieron sus frutos hasta la formación oficial de la OMS, el 7 de abril de 1948. Durante estos años, la salud pública se hizo notar por la creación de esta nueva agencia internacional.

Estos organismos internacionales librarían un papel importante en las posteriores pandemias. . En el período interpandémico entre 1918 y 1957, el mundo experimentó un enorme crecimiento de la población, el comercio y los viajes. En 1918, la población mundial era de unos

1.800 millones; en 1957, ese número había aumentado a 2.800 millones de personas.

Mientras tanto, los viajes internacionales tanto para viajeros de negocios como de placer aumentaron constantemente durante años. Con la llegada de los aviones comerciales en la década de 1950, el número de viajeros internacionales aumentó aún más rápido.

Aunque la globalización del comercio se detuvo entre 1914 y 1945, limitada por la Primera Guerra Mundial, la Gran Depresión y la Segunda Guerra Mundial, resurgiría de nuevo en la década de 1950 y la llamada "segunda era de la globalización" (la explosión del comercio, el capital y la migración durante la revolución industrial). El comienzo de esta segunda era se remonta a la fundación de las Naciones Unidas entre 1944 y 1947 y tres instituciones económicas multilaterales conocidas colectivamente como el sistema de Bretton Woods: el Banco Mundial, el Fondo Monetario Internacional y el Acuerdo General sobre las tasas y el comercio.

Estas organizaciones allanaron el camino para una cooperación y liberalización sin precedentes del comercio internacional, lo que fomentaría la formación de instituciones multinacionales y el movimiento internacional de bienes, servicios e información a una escala completamente diferente de antes de la Primera Guerra Mundial.

Aunque tres décadas de avances en ciencias médicas, prácticas de salud pública y cooperación política internacional mejoraron en la preparación contra una pandemia de influenza, por lo contrario, el crecimiento de la población y la globalización del comercio y los viajes hicieron correr el riesgo de aumentar la propagación de enfermedades. Esto contribuyó a la aparición de tres pandemias mundiales de gripe, aunque leves, en este periodo de tiempo:

- 1957-1958: La gripe asiática, causada por el virus H2N2, mata a dos millones de personas.

- 1962: La epidemia de la risa de Tanganica (actual Tanzania) de 1962, aproximadamente 1000 personas se vieron afectadas.

- 1968-1969: La gripe de Hong Kong (influenza virus A subtipo H3N2) cobra un millón de víctimas.

COMPLICACIONES POSTRAUMÁTICAS

El exceso de muertes por todas las causas durante el segundo período altamente virulento de octubre a diciembre de 1918 (8,6 muertes por cada 1.000) fue doce veces mayor que la tasa de mortalidad correspondiente durante el primer ataque de gripe de julio a septiembre de 1918 (0,7 muertes por cada 1.000). La mortalidad durante el tercer ataque a la gripe fue relativamente baja.

La gripe española fue muy grave debido a complicaciones bacterianas, principalmente neumonía, pero también meningitis, bronquitis y diarrea aguda. Más del 2 por ciento de los infectados con la enfermedad a nivel global murieron con una incidencia inusualmente alta de gripe durante la ola de verano de 1918 para los jóvenes de 10 a 39 años, especialmente los hombres, y una incidencia de edad en rápida disminución para las personas mayores de 40 años. La curva de incidencia específica de la edad para la ola de otoño fue similar a la de la ola de verano. Los más afectados durante la primera oleada parecían ser menos afectados durante la segunda ola en 1918, probablemente debido a la adquisición de inmunidad relativa. Por lo tanto, el cruce en la diferencia de género en la incidencia a la edad de 10-39 años también es claro.

La mortalidad por gripe y neumonía específica por edad, especialmente excesiva por la Gripe Española, han recibido mucha atención.

A pesar de los esfuerzos recientes y extensos en la exploración molecular y paleomicrobiológica, estos problemas siguen siendo un misterio. Los nacidos alrededor de 1900, identificados por Gómez de León (1991) como cohortes de alta mortalidad, una cohorte en el campo de la medicina es un grupo que forma parte de un ensayo clínico o estudio al que se observa durante un período de tiempo y en este caso estaban representados entre aquellos con mayor incidencia de gripe. Sin embargo, las cohortes nacidas entre 1899 (19 años en 1918) y 1904 (14 años en 1918) tuvieron una mortalidad relativamente baja en comparación con las cohortes nacidas 1880 (39 años en 1918).

Así, la enfermedad marcó una gran proporción de las cohortes nacidas en 1899-09, pero sólo una pequeña proporción murió inmediatamente. En otras palabras, los que fueron adolescentes en 1918 y 1919 pueden haber experimentado efectos debilitantes significativos sobre la morbilidad y pequeños efectos de selección en la mortalidad por Gripe Española. Se cree que la interacción de los mecanismos virales en el sistema inmunitario, hayan dejado huellas químicas y profundas en la salud de los pacientes. Se informó que los supervivientes habían tenido sueño, depresión, distracción mental, presión arterial baja, mareos durante el trabajo y en la vida diaria, semanas, meses, o incluso años después de haber padecido la enfermedad. Es probable que el número de personas que sufrieron alguna patología o condición mental después de la gripe sea mucho mayor de lo que muestra la estimación, ya que es factible que las personas con hipocondría post-gripe leve o temporal no hayan visto a un psiquiatra.

La hepatitis, los trastornos del oído, la sordera, la ceguera y la calvicie (especialmente en las niñas) son otros efectos secundarios que se han asociado con la gripe española. También se ha notificado que un tercio de los supervivientes de la gripe han tenido problemas cardíacos, tuberculosis pulmonar y enfermedades renales más adelante en el transcurso de su vida (Collier 1974).

Aquellos que tuvieron uno o más complicaciones durante el padecimiento directamente en 1918-19 sucumbirían en mayor cantidad y los que mantuvieron algunos síntomas o enfermedades relacionadas con la gripe posteriores a la recuperación, experimentaron una mayor mortalidad que individuos de la misma edad que no tuvieron contacto con el virus.

Hay al menos tres ejemplos de la literatura que apoyan este punto de vista: En primer lugar, Wasserman (1992) encontró que las muertes innecesarias por gripe de 1918-20 se asociaron significativa y positivamente con el suicidio en los Estados Unidos, independientemente de factores como el consumo de alcohol y el número de víctimas durante la Primera Guerra Mundial.

Las explicaciones propuestas fueron una disminución de la inclusión social (cierre de escuelas, iglesias, teatros, prohibición de grandes reuniones públicas, etc.) y el temor causado por la pandemia (los infectados podrían morir en tres días).

Varios suicidios también pueden haber ocurrido después de 1920, ya sea debido a los problemas de salud psicológica de algunos sobrevivientes mencionados anteriormente (efecto directo) o a la pérdida insoportable de un cónyuge, hijos o parientes cercanos (efecto indirecto).

El segundo ejemplo de aumento de la mortalidad en supervivientes puede ser un efecto secundario de la Gripe Española, es la mortalidad asociada con la encefalitis letárgica. La encefalitis letárgica es una forma rara de encefalitis que originó una epidemia entre 1917 y 1928 con millones de fallecidos en todo el mundo. Los que sobrevivieron quedaron en un estado de seminconsciencia del que algunos salieron a finales de los años sesenta por el tratamiento con el fármaco L-DOPA. La enfermedad fue descrita por primera vez por el neurólogo Constantin von Economo (1876-1931) en 1917. La pandemia latente dejó a los sobrevivientes en una rara parálisis rígida con similitudes a la enfermedad de Parkinson avanzada. Estos pacientes, que sólo podían comunicarse o moverse ocasionalmente, estaban casi todos paralizados de por vida. Ravenholt y Foege (1982) establecieron en gran medida el vínculo entre la Gripe Española y la posibilidad de contraer el virus de encefalitis letárgica.

La hipótesis de la relación causal se basa en dos observaciones, la primera es que las pandemias parecían compartir una etiología. El hecho de que la incidencia de Gripe Española y la encefalitis letárgica fue mayor entre adolescentes y adultos jóvenes (10-30 años), la incidencia en ambas fue mayor en los hombres que en las mujeres, apoyando esta tesis. La segunda observación es que la epidemia siguió a la pandemia de Gripe Española en el tiempo y en el espacio.

Se encontraron informes de la encefalitis letárgica en varios países europeos tres años antes de que la Gripe Española estallara en dimensiones pandémicas en 1918. Sin embargo, las investigaciones archivísticas y genéticas recientes señalan ahora el origen en antecedentes menos mortales del virus en los primeros casos alrededor de 1915. Esto apoya aún más la opinión de que la pandemia de la encefalitis letárgica estaba relacionada causalmente con la Gripe Española. Se estima en todo el mundo que en el período 1919-1928, más de un millón se infectaron y medio millón sucumbieron a causa de la epidemia de la enfermedad definida por el neurólogo von Economo.

El tercer ejemplo de mortalidad relativamente alta después de sobrevivir a la pandemia de gripe de 1918 está potencialmente asociados a la cardiopatía coronaria.

Utilizando datos transversales, encontraron que el padecimiento de la Gripe Española es un buen predictor del aumento (1920-67) y la disminución (1968-85) de la mortalidad por cardiopatía coronaria en los Estados Unidos. El análisis encontró que las cohortes nacidas alrededor de 1900, que tuvieron la mayor exposición y mortalidad por la gripe, también tuvieron la mayor mortalidad por cardiopatía coronaria más adelante en la vida. Posteriormente, las cohortes anteriores y posteriores tuvieron una menor mortalidad por afecciones del corazón. Algunas teorías sugieren que el estrés causado por la pandemia en las madres podría haber afectado el desarrollo del feto. Los científicos revelaron que los bebés que habían nacido durante la epidemia eran más proclives a desarrollar condiciones como afecciones cardiacas, en comparación con los niños que habían nacido antes o después del brote.

La mayor incidencia de la Gripe Española de 1918-19 entre los hombres que entre las mujeres también se utilizó para explicar por qué los hombres después de la década de 1920 siempre tuvieron una mayor mortalidad por cardiopatía coronaria que las mujeres. Sin embargo, se han utilizado factores de riesgo tradicionales como el tabaquismo, una dieta poco saludable y la reducción de la actividad física para explicar la muerte cíclica.

Otra pista del impacto genético de la pandemia fue hallada en un análisis en la información de reclutamiento de soldados para el ejército de Estados Unidos, que decía que los nuevos reclutas nacidos en 1919 tenían "1mm" menos de estatura promedio que el resto de sus compañeros.

LOS EFECTOS ECONÓMICOS

Debido a que la gripe española coincidió en parte con la Primera Guerra Mundial, existía una gran preocupación en los mercados de valores generado por ese conflicto bélico. El mercado de valores llego a su máximo nivel en noviembre de 1916, para posteriormente sufrir una venta masiva que lo hizo tocar fondo un año después. Ante el alivio provocado por el fin de la guerra, comenzó un proceso de recuperación, y justo en ese momento aparece en el escenario la gripe española.

En el trascurso de este período, la bolsa experimento una caída aproximada del 20%, desde su máximo nivel hasta su mínimo, como consecuencia de los acontecimientos negativos asociados con la Primera Guerra Mundial.

La neutralidad de España en **la Primera Guerra Mundial** se tradujo en un gran negocio para el país ibérico, que llego a alcanzar niveles de exportación nunca antes vistos gracias a la ausencia de competidores y a la participación del Rey Alfonso XIII que mantenía relaciones cordiales con ambos bandos. No obstante, los salarios en España se estancaron contemporáneamente los precios se disparaban y el país sufría los estragos de la gripe española con consecuencias económicas devastadoras, haciendo disminuir su PIB un 6 %, el motivo principal fue que sus principales víctimas eran adultos jóvenes. Por lo que, el tejido productivo del país fue mermado, ya que la gente en edad de trabajar estaba enferma e incapaz de atender a sus puestos de trabajo. De hecho, se dice que, en algunos lugares, la producción quedo completamente paralizada.

Los efectos económicos de la pandemia en el resto del mundo son poco conocidos debido a la escasa información de documentos contables de ese periodo, a excepción de EEUU y Canadá que cuentan con pocos análisis públicos, pero aun así no son lo suficientemente buenos como para permitir sacar conclusiones sobre el impacto económico de la pandemia.

Principalmente destaca el hecho de que no existen datos detallados de las cuentas nacionales ni encuestas. Sin embargo, según un estudio de Sandy Mackenzie y Johannes Wiegan, existen algunos indicadores que demuestran una caída de la producción industrial y del índice de actividad empresarial de EE.UU en octubre 1918, es decir en pleno desarrollo de la pandemia , Por otro lado, según la Fed de San Luis, los artículos de los periódicos de Little Rock (Arkansas) una investigación realizada en 2007 concluye que la actividad económica descendió entre un 40% y un 70% durante el brote, mientras que la venta minorista de productos de alimentación tuvo una caída de un tercio.

Por otra parte, un estudio reciente del Departamento de Finanzas del Canadá estima que el impacto general sobre el PIB anual fue de 0,4 %.

Shultz en 1.964 en un estudio económico sobre la India, uno de los países con la tasa de mortalidad más elevada ocasionada por la pandemia, estimó que la producción agrícola sufrió una contracción de un 3,3% durante el brote de la gripe, motivada a una disminución del 8% de la mano de obra agrícola.

Sumario de la investigación económica

Un documento de investigación, inquiere el efecto directo (a corto plazo) de la mortalidad por Gripe en los salarios de producción en las ciudades y estados de los Estados Unidos para el período 1914-1919. La hipótesis comprobable del documento es que las muertes por Gripe afectaron directamente los salarios de la industria, durante e inmediatamente después de la Gripe de 1918. La hipótesis se basa en un modelo económico simple del mercado laboral: una disminución en el suministro de trabajadores de fábricas debido a las muertes por gripe habría llevado inicialmente a una reducción de la oferta de trabajadores en la industria de transformación, reduciendo el producto marginal de la mano de obra y aumentaría el capital por empleado y, por lo tanto, aumentaría los salarios reales.

A corto plazo, la inmovilidad laboral entre las ciudades y los estados probablemente ha impedido la igualación de los salarios en los estados, y es poco probable que se haya reemplazado la mano de obra relativamente más cara para el capital. Los resultados empíricos apoyan la hipótesis: las ciudades y los estados con la tasa más alta de muertes por gripe experimentaron el aumento más significativo de los salarios en la industria en el período de 1914 a 1919. Otro estudio examinó el crecimiento de los ingresos del estado durante la década posterior a la pandemia de Gripe utilizando una metodología similar. En su manuscrito inédito, los autores afirman que los estados que experimentaron una tasa de mortalidad más alta por Gripe per cápita habrían experimentado un mayor ingreso per cápita después de la pandemia.

En esencia, los Estados con tasas más altas de mortalidad por Gripe habrían tenido un mayor aumento de capital y, por lo tanto, un aumento en la producción por empleado y mayores ingresos post-pandémicos. Utilizando estimaciones de ingresos personales a nivel estatal para 1919-1921 y 1930, los autores encuentran una relación positiva y estadísticamente significativa entre la mortalidad por Gripe en todo el estado y el crecimiento posterior del ingreso per cápita.

Un artículo reciente exploró el efecto a largo plazo de la Gripe de 1918. El autor se pregunta si la exposición a la Gripe en el útero tuvo consecuencias económicas adversas para los ancianos. El estudio se produjo después de que el autor examinó evidencia que sugería que las mujeres embarazadas expuestas a la Gripe en 1918 tenían hijos que tenían problemas médicos más grandes más adelante en la vida, como

esquizofrenia, diabetes y accidente cere-
brovascular. El autor presume que el estado de
la salud de una persona está positivamente
relacionado con su capital humano y
productividad y, por lo tanto, los salarios y los
ingresos. Utilizando datos de los censos
decenales de 1960-1980, el autor descubrió que,
durante la pandemia de 1918 las mujeres
embarazadas redujeron los niveles de
educación, discapacidad e ingresos.

Específicamente: "las mujeres muestran
reducciones grandes y discontinuas en el nivel
educativo durante el embarazo en medio de la
pandemia. Los hijos de madres infectadas tenían
hasta un 15 por ciento menos de probabilidades
de graduarse de la escuela secundaria.

Visión General

La mayoría de las pruebas indican que los efectos económicos de la pandemia de Gripe de 1918 fueron efímeros. Muchas empresas, especialmente las del sector de servicios y entretenimiento, experimentaron perdidas de dos dígitos. Otras empresas especializadas en productos de atención médica experimentaron un aumento de los ingresos. Algunas investigaciones académicas sugieren que la pandemia de Gripe de 1918 causó una escasez de mano de obra que dio lugar a que los trabajadores aumentaran temporalmente los salarios. Sin embargo, no puede haber un argumento razonable de que este beneficio supere el costo de la pérdida: vidas masivas y actividad económica en general. Además, según indican, puede que la sociedad en su conjunto se recuperase rápidamente, pero las vidas de los individuos afectados por la gripe cambiaron para siempre.

.

EL IMPACTO SOCIAL EN AFRICA

E l único control del crecimiento inexorable de la población africana durante el siglo XX fue causado incidentalmente por la pandemia de gripe. Dado el gran tamaño del evento, no es de extrañar que sus efectos se sintieran en algo más que estadísticas de población. La epidemia desencadenó el síndrome de saneamiento "renovado", el temor de los residentes blancos de ser contagiados si la infección se propagaba por los barrios negros, reforzando aún más el llamado a la segregación racial impuesta legalmente.

Al esbozar el desarrollo de la legislación segregacionista y la Ley de Zonas Urbanas Nativas, el gran historiador sudafricano Cornelis de Kiewiet señaló que "la epidemia de gripe reveló la manera en que las enfermedades se cultivaban con facilidad en pequeñas cabañas congestionadas en los barrios más pobres e insalubres".

Del mismo modo, Howard Phillips, quien escribió extensamente sobre el impacto de la gripe en Sudáfrica, describió cómo se utilizó la amenaza de la enfermedad para hacer cumplir la ley racista. La pandemia afectó directamente a los supervivientes; "Estar triste y sufriendo sin que nadie pueda ayudarlos".

Al describir los acontecimientos en Bechuanaland, John Spears señaló que las epidemias son "los mayores desafíos para la sociedad humana porque dividen y alienan, así como matan, no hay batalla heroica contra el miedo de un atacante desconocido e invisible. Cuando el miedo obliga a los amigos e incluso a los familiares a abandonarse unos a otros, a escapar del aliento infeccioso de sus seres queridos, la sociedad puede separarse fácilmente".

En una sociedad con una fuerte cultura religiosa y supersticiosa en mundo donde los sobrevivientes trataban de dar sentido a su existencia, muchos llegaron a las mismas conclusiones que la profeta Nontetha Nkwenkwe, una mujer de mediana edad que después de sobrevivir al virus mortal divulgó que una serie de alucinaciones durante su convalecencia le revelaron que la gripe había sido un castigo de Dios, en consecuencia, se embarcó en una misión para transformar su sociedad. Aplicó numerosas prohibiciones y reglas a sus seguidores.

En un movimiento paralelo, en 1919, los israelitas milenarios se congregaron en el pueblo sagrado de Ntabelanga, 200 kilómetros al norte de la zona de Nontetha, para esperar el fin del mundo.

En mayo de 1921, la policía mató a casi 200 israelitas cerca de Queenstown en un enfrentamiento por los intentos de expulsar a los colonos.

¿PODRÍA REAPARECER?

Si es así, ¿qué podemos hacer al respecto?

Desde 1918, el mundo ha experimentado otras pandemias la primera en 1957, la segunda en 1968 y la más reciente 2009. Cada una de estas pandemias dejaron tasas de mortalidad mucho más bajas que las de la pandemia de 1918, es decir fueron menos severas. La pandemia de influenza H2N2 1957 y la pandemia H3N2 1968 dejaron un saldo aproximado de 1 millón de muertes a nivel mundial, mientras que la pandemia de influenza H1N1 2009 causo un poco menos de 0.3 millón de muertes. Esto quizás plantea la pregunta sobre si en los tiempos modernos podría ocurrir una pandemia de gravedad similar a la de 1918.

Muchos expertos coinciden en que sí. Un virus principalmente ha generado una gran

174

preocupación y ha llamado la atención a nivel mundial: el virus de la influenza aviar (H7N9) de China. El virus de la influenza H7N9 ha contagiado hasta ahora 1568 humanos en China con un índice de mortalidad del 39 % desde el 2013. Aun así, no ha tenido la capacidad de propagarse rápidamente. Hasta ahora, solo ha demostrado una capacidad limitada para propagarse entre las personas. La mayoría de las infecciones en humanos por este virus se debieron a una exposición a las aves.

Sin embargo, al considerar la posibilidad de una pandemia de gravedad alta en la era contemporánea, es fundamental reflexionar sobre los avances médicos, científicos y las condiciones sociales, Si bien se han logrado avances significativos desde 1918, aún quedan brechas por cerrar y una pandemia grave podría devastar a poblaciones de todo el mundo. En 1918, la población mundial era de 1.8 mil millones de personas, un siglo después la población mundial aumentó a 7.6 mil millones de personas en el 2018.[3] De la misma manera que aumentó la población humana, proporcionalmente aumentó la cantidad de cerdos y aves para poder alimentar a los humanos. Objetivamente al crecer la cantidad de hospedadores aumentan las posibilidades de que nuevos virus de la influenza provenientes de cerdos y aves que evolucionen, se propaguen e infecten a seres humanos. El transporte de personas y mercancías a nivel mundial también aumento, y representa una amenaza porque facilita la propagación de nuevos virus, un ejemplo de esto es el virus del Ébola que anteriormente afectaban solo a las personas que vivían en la selva africana, ahora han encontrado la manera de introducirse en áreas urbanas causando brotes de mayor magnitud.

En conclusión solo podemos deducir que, si ocurriera, condiciones similares a las de 1918 son imposibles, pero los efectos en un planeta globalizado pueden ser igualmente devastadoras. Al igual que el virus de 1918, H5N1 es un virus de aves, aunque está relacionado a distancia, el camino evolutivo que condujo a la aparición de una pandemia en 1918 es completamente desconocido, pero parece ser diferente en muchos sentidos de la situación con H5N1.

Es claro que los períodos entre la aparición de enfermedades emergentes están siendo más habituales y no hay signos de que este escenario cambie en el futuro. Lo que enseña este hecho es que los países deben estar dispuestos para descubrir eficazmente su llegada, tener la capacidad de establecer de qué se trata y de aislar la cepa para elaborar vacunas, dar una respuesta médica y asistencial, lograr cooperación internacional, pues nos afecta a todos, las epidemias no conocen límites, pensamientos o clase social.

En definitiva, nadie está preparado para un contexto así, y es muy posible que en otro instante nos veamos enfrentados a otro virus, ya sea respiratorio o de otro tipo, ya que estos mutan con asiduidad y cada cierto tiempo se genera una variante más potente, para la cual no poseemos ningún tipo de inmunidad.

De frente a futuras pandemias, no solo será importante que asumamos un plan ordenado de respuestas (protocolos de clausura, repartición de recursos médicos e implementación de las cuarentenas), sino que asimismo habrá que tener en cuenta la responsabilidad individual, colectiva y su impacto en la propagación de una hipotética nueva influencia

PREPARACIÓN PARA LA PRÓXIMA PANDEMIA

Desde la pandemia de 1918 se han logrado en el mundo grandiosos adelantos en la comprensión y el procedimiento de la influenza, pero los virus continúan exhibiendo una inminente amenaza para la salud pública. Un extenso reservorio de virus que circula entre los animales, principalmente las aves, muestra un decidido peligro de que pueda brotar otra pandemia de influenza. Durante más de 60 años, los Centros para el Control y Prevención de Enfermedades han trabajado para abordar la inminencia de la gripe y prepararse para la siguiente pandemia.

Los virus que tienen potencial pandémico actualmente logran descubrirse por medio del método de respuesta y vigilancia de la influenza a nivel global que tiene a 114 estados parte de la Organización Mundial de la Salud. La División de Influenza de los Centros para el Control y Prevención de Enfermedades es uno de los 6 centros participantes en la lucha a nivel mundial que ayudan a monitorear e indagar el movimiento de la influenza, así como a procesar virus aspirantes que logren ser usados para elaborar las vacunas. Los Centros para el Control y Prevención de Enfermedades también trabajan con aliados de la salud pública para monitorear y seguir la pista de infecciones de seres humanos con virus de la influenza que proceden de los animales, ejecutan estudios de laboratorio incesantes sobre los virus de la influenza que perturban tanto a los seres humanos como a los animales, con el fin de entender las particularidades de estos virus.

Las vacunas contra la influenza estacional que se utilizan para prevenir el contagio se elaboran anualmente y las vacunas pre-pandémicas frente a la influenza igualmente son creadas y almacenadas por el Gobierno federal de los Estados Unidos, para ser usadas durante un evento de pandemia. Las medicinas antivirales que se usan para tratar la enfermedad de influenza estacional son un posible instrumento para combatir una posible gripe pandémica.

Otro gran progreso que se ha alcanzado desde la pandemia de 1918 es la incorporación de los antibióticos para tratar los contagios bacterianos secundarios como la neumonía. Algunos de los varios equipos médicos que se han desarrollado desde 1918 para ayudar a combatir las pandemias, son los respiradores y las unidades de cuidados intensivos, conjuntamente del equipo de protección personal como los guantes, las batas y las máscaras, cuyo uso ahora está extendido para resguardar a los trabajadores de la salud de los contagios.

Los países de todo el mundo también están trabajando para mermar el impacto de futuras pandemias, al apoyar las investigaciones que puedan mejorar el estudio de medidas de contención y distanciamiento en la comunidad (por ejemplo, el cierre temporal de las escuelas, el aplazamiento o anulación de grandes eventos públicos y estableciendo protocolos para la distancia física entre las personas). Estas mediaciones no farmacéuticas continúan siendo un componente integral de los esfuerzos para controlar la difusión y, en caso de falta de la vacuna, serían la primera línea de defensa. Aún queda mucho por forjar para estar listos para la próxima pandemia de influenza, se precisan vacunas y medicinas para el tratamiento que sean más pródigamente eficaces, que puedan ser elaborados velozmente y menos caros, también es sustancial mejorar el cuidado y la atención en los virus de influenza en los animales.

IMPACTO EN LA SALUD MENTAL

Las epidemias son emergencias sanitarias que amenazan la vida humana y causan muchos enfermos y muertos. Los recursos locales generalmente están sobrecargados, y la seguridad y el funcionamiento normal de la comunidad se ven amenazados. Por lo tanto, se necesita urgentemente ayuda externa. Sin embargo, al igual que con otros acontecimientos catastróficos, las epidemias también son verdaderas tragedias humanas, por lo que también hay que abordar la tristeza y las consecuencias psicológicas.

En términos de salud mental, una epidemia importante implica un trastorno psicosocial que puede exceder la capacidad de la población afectada para manejar la situación. Incluso se puede decir que toda la población experimenta estrés y ansiedad hasta cierto punto. Por lo tanto, se estima que la incidencia de trastornos mentales aumenta (entre un tercio y medio de la población expuesta puede mostrar alguna manifestación psicopatológica dependiendo de la magnitud del evento y el grado de vulnerabilidad). Sin embargo, cabe señalar que no se pueden describir todos los problemas psicológicos y sociales que surgen como enfermedades; la mayoría son reacciones normales a una situación anormal.

Los efectos sobre la salud mental tienden a ser más fuertes en las poblaciones que viven en condiciones precarias, con recursos limitados y sin acceso a servicios sociales y de salud.

Trastornos psicológicos en sobrevivientes

A nivel individual, muchas personas pueden experimentar una crisis definida como una situación causada por un evento de vida externo que excede la capacidad de respuesta emocional de una persona. En esencia, las habilidades de afrontamiento de esa persona son inadecuadas, y se produce un desequilibrio psicológico o falta de ajuste.

Ciertos sentimientos y reacciones a menudo ocurren en situaciones muy significativas emocionalmente, como sufrir una enfermedad grave y / o la muerte de un ser querido. Además, el recuerdo de lo que sucedió será parte de la vida de las víctimas y nunca será borrado de sus recuerdos.

Aunque algunas manifestaciones psicológicas son la respuesta transitoria y comprensible a la vida a través de experiencias traumáticas, también pueden ser indicadores de que la persona está desarrollando una condición patológica. La evaluación debe llevarse a cabo en el contexto de los hechos para determinar si estas manifestaciones son "normales o esperadas" o, por el contrario, si son manifestaciones psicopatológicas que requieren asistencia profesional.

Algunos criterios para determinar si la expresión emocional se convierte en un síntoma de otra cosa incluyen:

• Sufrimiento a largo plazo

• Sufrimiento intenso

• Complicaciones asociadas (comportamiento suicida)

• Impacto significativo en la rutina y el funcionamiento social de una persona.

Los trastornos psicológicos inmediatos más comunes en los sobrevivientes son la depresión y las reacciones agudas de estrés transitorio. El riesgo de estas interrupciones aumenta dependiendo de las circunstancias que rodean las pérdidas y otros factores de vulnerabilidad. En situaciones de emergencia, también se ha observado ocasionalmente un aumento en el comportamiento violento y el consumo excesivo de alcohol.

Algunos de los efectos retardados reportados son tristeza patológica, depresión, trastornos de alimentación, manifestaciones de estrés postraumático, abuso de alcohol u otras sustancias adictivas, y trastornos psicosomáticos. Los patrones de sufrimiento a largo plazo también se manifiestan como tristeza, ansiedad generalizada y ansiedad física, síntomas que a menudo se vuelven graves y duraderos.

Los trastornos de ajuste se caracterizan por un estado de malestar subjetivo, cambios emocionales que afectan la vida social y dificultad para aceptar los cambios causados por la pérdida.

El estrés postraumático (o algunos de sus síntomas) aparece más tarde o es un tipo de trastorno retardado causado por eventos excepcionalmente amenazantes o catastróficos; Experimentar una epidemia importante, especialmente para aquellos que han sufrido grandes pérdidas, puede causar síntomas de estrés postraumático.

Luto

El malestar, el sufrimiento y el dolor se esperan después de la muerte de uno o más seres queridos. El período de luto es cuando la persona asimila lo que sucedió, lo entiende, lo supera y reconstruye su vida. Este es un proceso normal y no debe apresurarse. Tampoco debe tratar de eliminarlo o considerarlo una enfermedad.

Todas las sociedades tienen ritos, reglas y formas de expresar su dolor basándose en sus diferentes conceptos de vida y muerte. Realizar los rituales establecidos por la cultura colectiva es una parte integral del proceso de recuperación para los sobrevivientes.

La tristeza se experimenta como una mezcla de desconsuelo, desconfianza, miedo y enojo. En el punto más crítico, llega a los extremos del intenso dolor emocional y la desesperación. Luego viene el alivio gradualmente, y el proceso termina con expresiones de renovada confianza y esperanza. El proceso de duelo implica:

• Liberarse o dejar la relación con el difunto

• Adaptarse al mundo en diferentes circunstancias

• Hacer esfuerzos para construir nuevas relaciones

Hacer frente a la pérdida está estrechamente relacionado con los siguientes factores:

• La personalidad y los mecanismos de supervivencia

• La relación con la persona fallecida

• Circunstancias en las que se produjo la muerte

• Red de apoyo social (familia, amigos y comunidad)

Las manifestaciones psicológicas más comunes del dolor son recuerdos muy vivos y repetidos del difunto y lo que sucedió, nerviosismo, ansiedad, tristeza, llanto, deseo de morir, trastornos del sueño y la alimentación, problemas de memoria y concentración, fatiga, apatía y dificultad para reanudar las actividades normales, falta de motivación y dificultad para volver a un nivel de actividad normal, la tendencia al aislamiento, sentimientos o emociones mixtas (como culparse a sí mismo, culpar a los demás, frustración, impotencia, ira, sensación de desbordado, etc.), descuido de la apariencia personal y la higiene y diversas manifestaciones físicas no específicas (como mareos, náuseas, dolor de cabeza, dolor en el pecho, temblores, problemas respiratorios, palpitaciones y sequedad de boca).

En una catástrofe importante, el dolor significa lidiar con muchas otras pérdidas e implica un sentimiento más amplio y más orientado a la comunidad. Implica interrumpir un plan de vida con una dimensión familiar y una dimensión social, económica y política.

El dolor complejo es un dolor que no procede "naturalmente" y se vuelve patológico. Por lo general conduce a un trastorno depresivo mayor caracterizado por la tristeza profunda, pérdida de interés, y la capacidad de disfrutar, disminución de los niveles de actividad, y fatiga extrema. Hay otros síntomas, como disminución de la atención y concentración, pérdida de confianza, sentimientos de inferioridad, culpa y una visión sombría del futuro, pensar o tratar de suicidarse, trastornos del sueño y pérdida de apetito.

Muchas circunstancias pueden obstaculizar el proceso de duelo, pero la vulnerabilidad personal y el alcance de la pérdida pueden aparecer. El dolor complejo a menudo conduce a la aparición de trastornos psiquiátricos que requieren intervenciones más especializadas. En epidemias masivas y situaciones fatales, varios autores han descrito los temores y sentimientos de los sobrevivientes:

- Tristeza y sufrimiento por la pérdida de familiares y amigos, que a veces coincide con pérdidas materiales. También hay pérdidas más sutiles y ocasionalmente intangibles, como la pérdida de fe en Dios, la pérdida del sentido de la vida, etc.
- Temores prácticos: desempeñar nuevos roles impuestos por la desaparición de un miembro de la familia (por ejemplo, la viuda que se convierte en la cabeza de la casa o el viudo que tiene que cuidar de los niños)
- Temores recurrentes de que algo pueda suceder de nuevo o que la muerte les suceda a otros miembros de la familia o de la comunidad.

• Miedo personal a la muerte: miedo a lo desconocido o a enfrentar a Dios.

• Sentimientos de soledad y desolación: Es común que los sobrevivientes sientan que su familia y amigos los han dejado en un momento difícil.

• Miedo a ser olvidado.

• Ira hacia el difunto que es tomada de familiares o amigos cercanos.

• Algún grado de culpa por la muerte de alguien; a veces lo que sucede después de la muerte de un ser querido aumenta esta culpa.

• Vergüenza después de la muerte de un ser querido debido a circunstancias que rodean la muerte de esa persona (su comportamiento, humillación, etc.); o avergonzado de las circunstancias en las que una familia queda después de un desastre.

Atención de la salud mental

La experiencia ha demostrado que los planes de salud mental no deben limitarse a ampliar y mejorar los servicios especializados ofrecidos directamente a los afectados; la perspectiva debería cambiar a un área mucho más amplia de especialización.

Por ejemplo, se puede hacer hincapié en la relación entre los servicios de salud mental y una amplia gama de actividades, tales como:

• Asistencia humanitaria y social.

• Orientación para la población y los grupos de riesgo.

• Comunicación masiva.

También se reconoce que después de grandes desastres, se necesita atención a largo plazo para los problemas de salud mental de los sobrevivientes. Al mismo tiempo, tienen la tarea de reconstruir sus vidas. Esto plantea la necesidad de formular planes de recuperación psicosocial a medio y largo plazo.

En términos de atención, se pueden distinguir tres períodos (antes, durante y después de la epidemia), junto con cuatro grupos de personas:

• Los enfermos

• Aquellos que tenían la enfermedad y sobrevivieron

• Aquellos que no están enfermos pueden enfermarse y han sufrido pérdidas significativas (muerte o enfermedad entre familiares, amigos o vecinos)

• Miembros del equipo de respuesta a emergencias.

Atención psicológica y social

Inicialmente, las técnicas de intervención en crisis tendrán que utilizarse para personas que no están enfermas pero que experimentan reacciones psicológicas significativas. Los trabajadores de la salud y los trabajadores humanitarios deben recibir formación en técnicas básicas de primeros auxilios emocionales. Es especialmente importante contar con servicios de salud mental con intervención en crisis en los principales centros de salud donde se cuida a los pacientes; crear una entidad que preste atención a los miembros de la familia y a los acompañantes.

Las siguientes son recomendaciones para sobrevivientes y aquellos que han sufrido grandes pérdidas:

• Tratarlos como supervivientes activos y no como víctimas pasivas.
• No busque atención médica y no trate necesariamente a las personas como pacientes psiquiátricos.

• Ayúdenlos y muestren preocupaciones sobre su salud y seguridad física.

• Asegúrese de que se satisfagan las necesidades básicas

• Proporcionar apoyo emocional y un sentido de conexión con otras personas.

• Garantizar la privacidad y confidencialidad en la comunicación.

• Ayúdales a contar su historia y expresar sus sentimientos.

• Desarrollar una forma responsable, cuidadosa y paciente de escuchar entre aquellos que proporcionan ayuda psicológica; los miembros del equipo de respuesta deben investigar sus ideas y preocupaciones sobre la muerte y no imponerla a quienes los ayuden.

• En lugar de dar consejos, deje que los sobrevivientes piensen en lo que sucedió y cómo pueden mirar hacia el futuro, por lo tanto, el consejo debe abarcar cuestiones prácticas y canales de ayuda disponibles.

• Proporcione tanta información como sea posible y escuche los problemas para resolverlos.

• Fomentar el regreso a la vida diaria tan pronto como las circunstancias lo permitan.

• Evite la presión de la prensa u otros grupos.

• Saber que el apoyo espiritual o religioso es a menudo una manera valiosa de calmar a los miembros de la familia.

Los criterios para la derivación a un especialista (psicólogo o psiquiatra médico) son limitados y específicos:

• Síntomas persistentes y/o empeorados que no se han aliviado con las medidas iniciales.

• Dificultades claras en la vida familiar, laboral o social

• Riesgo de complicaciones, especialmente suicidio.

• Problemas coexistidos, como alcoholismo u otras adicciones.

• La depresión mayor, la psicosis y el trastorno de estrés postraumático son afecciones psiquiátricas graves que requieren atención especializada.

Los medicamentos solo deben usarse si es necesario y solo si lo prescribe un médico. No se recomienda el uso aleatorio a largo plazo de drogas psicoactivas. Ciertos medicamentos, como los tranquilizantes, tienen efectos secundarios significativos y pueden conducir a la adicción.

La gran mayoría de los casos pueden y deben tratarse de forma ambulatoria dentro del contexto familiar y comunitario. Por lo general, la hospitalización no es necesaria. En la vida cotidiana, la recuperación psicosocial de las personas comienza después de eventos traumáticos importantes. Se recomienda lo siguiente para los niños supervivientes:

• Una estrategia de atención psicosocial flexible y no especializada.

• Ver la escuela, la comunidad y la familia como foros terapéuticos básicos.

• Permita que los maestros, los trabajadores comunitarios, los grupos de mujeres y los grupos juveniles se conviertan en agentes que trabajan con niños.

• Fortalecer la capacitación, el cuidado y la motivación del personal que trabaja con niños.

• Técnicas grupales que incluyen juegos y actividades recreativas como herramientas esenciales para la recuperación psicosocial de los niños.

• Fomentar el regreso a la vida normal tan pronto como sea posible, incluyendo el regreso a la escuela.

• Beneficiarse de las tradiciones generalmente aceptadas con respecto al cuidado y tratamiento de los niños afectados.

• Principios básicos de un plan nacional de salud mental en situación epidémica o pandémica.

• El plan no debe centrarse sólo en el impacto traumático (enfermedad epidémica), sino que debe ser integral y abarcar al individuo y su contexto, y utilizar estrategias de afrontamiento positivas con un enfoque ideológico, cultural y religioso (para aquellos que tienen tales creencias).

• Las metas deben ser realistas y objetivas. El objetivo principal es la prevención (reducir el riesgo de daño psicosocial).

Los objetivos establecidos deben definir acciones a corto, mediano y largo plazo. Al realizar cualquier actividad, la persona responsable o ejecutantes y las fechas de finalización deben ser claras:

• La intervención psicosocial debe ser temprana, rápida y eficiente.

• Los métodos de trabajo deben ser rápidos, sencillos, concretos y adaptables a las características étnicas y culturales.

• Para empezar, debe hacerse una evaluación rápida de las necesidades psicosociales y las situaciones de mayor vulnerabilidad; esto sirve como base para la acción en la fase inicial.

• La atención no debe ser vista solamente en términos de atención psiquiátrica clínica.

• El plan debe crear ambientes seguros, promover la vida comunitaria y apoyar la reunificación familiar.

• Debe fomentarse la corrección activa, como se refleja en la reanudación de las actividades diarias de la comunidad, como el trabajo y la escuela para los niños.

• Los foros comunitarios deben crearse para el apoyo mutuo, la expresión, el intercambio, la comprensión y la escucha. El impacto es social, reevaluar y movilizar recursos.

• Los afectados deben escuchar las demandas de las personas en su propio entorno social o informal y no esperar que vayan a los servicios de salud.

• El apoyo emocional debe integrarse en las actividades diarias de los grupos comunitarios organizados y ser parte de las necesidades básicas de la población.

• Se debe proporcionar apoyo emocional a las personas afligidas, con énfasis en los funerales y ritos culturalmente aceptados.

• El enfoque de género debe integrarse.

• Deben establecerse asociaciones y participar diferentes agentes sociales.

• A nivel operativo, se debe dar prioridad al grupo y a la comunidad, sin perjuicio de la familia y del individuo.

• La flexibilidad es necesaria; la dinámica psicosocial de este tipo de emergencia varía ampliamente, lo que significa que cada plan debe ser muy flexible.

• Las acciones deben ser sostenibles a medio y largo plazo; el objetivo es fortalecer los servicios existentes y mejorar la salud mental.

Líneas de acción

1. Diagnóstico rápido de las necesidades psicológicas y sociales de la población

2. Atención psicosocial por parte de personal no especializado

3. Atención clínica especializada directa para personas con trastornos mentales más complejos

4. Atención prioritaria para grupos de mayor riesgo

5.   Entrenamiento

6.   Promoción de la salud y la educación

7.   Organización social, participación social y
     autosuficiencia

8.   Comunicación masiva

9.   Coordinación interpersonal.

ORGANIZACION DE SERVICIOS

Los servicios se organizan de acuerdo con los recursos y necesidades del país o región en cuestión

Nivel primario

• Equipo de atención primaria de salud con capacitación básica de salud mental, que les permite tratar con procesos simples de apoyo psicosocial (como primeros auxilios emocionales) e identificar y/o referir casos más complejos

• Apoyo emocional y servicios de consejería.

• Los equipos de salud mental para pacientes ambulatorios (centros comunitarios de salud mental u otros) que proporcionan apoyo de atención primaria y se movilizan según sea necesario cuando estos servicios son factibles.

Nivel secundario

• Unidades de intervención de crisis (especializadas) en lugares seleccionados, como centros de emergencia.

• Departamentos de cura mental en hospitales generales donde un gran número de pacientes de gripe son ingresados (servicios de enlace que asisten a consultorios médicos).

MANEJO DE CADAVERES

L a presencia de un gran número de decesos después de una pandemia suscita miedo en la población debido a información inexacta sobre el peligro que representan. También hay estrés y un sentimiento general de tristeza; el caos prevaleciente y el clima emocional pueden conducir a un comportamiento difícil. Este tipo de situación requiere intervenciones psicosociales apropiadas para el individuo y la comunidad de líderes.

Hay un mito arraigado de que los cadáveres son peligrosos y deben ser quemados o enterrados rápidamente. Debería difundirse información precisa sobre los riesgos para la salud de los supervivientes que incineran y manejan los cuerpos fallecidos como resultado de una pandemia.

Independientemente de la capacidad de las autoridades responsables para gestionar la emergencia y las razones epidemiológicas que podrían impedir el tratamiento adecuado de los restos, deben tomarse medidas que garanticen el respeto considerando las costumbres de la población, evitando el uso de fosas comunes y cremación, que generalmente están prohibidas por la ley y violan los derechos humanos.

El manejo y eliminación de cadáveres es un problema con graves implicaciones psicológicas para la familia, los sobrevivientes y otros problemas políticos, socioculturales y de salud.

Sobre la notificación de la muerte e identificación de cuerpos, puede ser reportada en un hogar, centro de salud, hospital, morgue u otros lugares. Es un momento crítico y difícil de manejar porque puede causar reacciones fuertes.

A continuación, se presentan algunas reco-mendaciones para proporcionar aviso de la muerte a los familiares y allegados:

• Antes de informar, recopile tanta información como sea posible sobre el difunto y el evento (progresión de la enfermedad, complicaciones, etc.)

• Obtener información sobre las personas que habitan con el difunto.

• Asegúrese de que el miembro adulto más apropiado de la familia sea el primero en recibir las noticias.

• Hacer un informe directa y personalmente.

• Si es posible, pida a dos personas que testimonien lo ocurrido.

• Adherirse a las normas comunes de cortesía y respeto.

• No lleve las pertenencias personales del difunto a la entrevista.

• Invite a los miembros de la familia a sentarse. Las personas que dan la noticia deben hacer lo mismo.

• Observar el medio ambiente para evitar riesgos y estar preparado para cuidar a los niños u otras personas.

• El mensaje debe ser directo y simple. La mayoría de la gente se dará cuenta por el medio ambiente de que algo terrible ha sucedido, y su dolor o miedo no debe ser prolongado.

• Esté preparado para responder preguntas

• Ayudar a los miembros de la familia a notificar a otras personas si la familia lo solicita.

• Escuchar y atender las necesidades inmediatas de la familia, recordándoles sus derechos.

• La muerte siempre debe notificarse individualmente (caso por caso). Evite dar esa información a un grupo. Cuando sea necesario, varios equipos o pares deben dividir el trabajo.

• Las personas (a veces adolescentes) que se enfrentan a la difícil tarea de informar e identificar los cuerpos de familiares o amigos están expuestas a una situación muy traumática. Aquellos que comienzan a identificar o recibir los cuerpos de sus seres queridos pueden manifestar este trauma a través de expresiones de desesperación, frustración, y protestas ocasionales o desacuerdos con los procedimientos utilizados, etc.

• Los servicios médicos y de salud mental deben estar lo más cerca posible de dónde se identifica el cuerpo para proporcionar apoyo físico y emocional a los miembros de la familia.

Los miembros de la familia generalmente solicitan ver el cuerpo tan pronto como sea posible

Se recomienda lo siguiente:

• Los dolientes deben decidir entre sí quién verá los restos.

• No permita que los miembros de la familia entren en el área de observación sin supervisión. El personal competente debe proporcionar preferentemente algún tipo de apoyo emocional.

• Ofrecer privacidad y respeto para que la familia pueda despedirse e incluso tocar el cuerpo.

• Respetar cualquier tipo de respuesta que los miembros de la familia puedan tener en ese momento.

• Casi siempre es necesario transportar a los parientes a la ubicación del cuerpo.

• Proporcionar condiciones cómodas y asegurar un tratamiento compasivo donde se ven los cuerpos.

Una parte importante de lidiar con el dolor es la finalización rápida del funeral, que debe ser libre o accesible para las personas de bajos ingresos. El retraso en la entrega del cuerpo y la incertidumbre sobre cómo pagar el funeral pueden causar aún más sufrimiento y sufrimiento.

Las autoridades a menudo no conceden mucha importancia a los problemas de los servicios funerarios, especialmente en el caos causado por una epidemia. Sin embargo, es muy importante para los miembros de la familia, y no hacerlo puede conducir a protestas y disturbios sociales.

Cuidado psicosocial para equipos de reacción que se encargan de la pandemia

Un grupo particularmente vulnerable está formado por miembros de los equipos de respuesta que trabajan durante la epidemia y las personas responsables de manejar los cuerpos. Los responsables de realizar autopsias también son vulnerables; se sienten abrumados y sobrecargados por la carga de trabajo cuando ocurren situaciones de muerte masiva.

No todos los empleados y voluntarios son adecuados para estas tareas; su idoneidad depende de una serie de factores relacionados con la vulnerabilidad y las circunstancias, como la edad, la personalidad, las experiencias previas, las creencias sobre la muerte, etc. Deben estar bien informados sobre la naturaleza de las tareas que realizarán, y las personas menores de 21 años no deben participar ni realizar trabajos con profundo impacto humano.

Ciertos factores de emergencia aumentan el riesgo de trastornos mentales:

• Exposición a largo plazo a experiencias muy traumáticas.

• Conflictos éticos

• Exposición simultánea a otros traumas recientes o situaciones estresantes.

• Antecedentes de trastornos físicos o mentales.

• Condiciones de vida desfavorables.

• Un proceso de selección flexible para el personal profesional.

Es probable que los miembros del equipo de respuesta experimenten algunas dificultades para volver a su vida diaria. Estos problemas no deben considerarse necesariamente como síntomas de enfermedad y, sobre todo, requieren apoyo familiar y social.

No hay ninguna forma de entrenamiento o preparación preliminar para una persona que trabaja con víctimas gravemente heridas y muertas, lo que puede descartar completamente el estrés postraumático u otros trastornos mentales. Si aparecen síntomas graves de psicopatología, los casos deben remitirse a un tratamiento especializado.

Las siguientes son algunas recomendaciones para el cuidado de los miembros del equipo de respuesta:

• Considere las características del equipo y los patrones de comportamiento específicos. Los miembros del equipo generalmente están satisfechos con lo que han logrado y desarrollan un espíritu de altruismo.

• Mantener el equipo activo es algo positivo alivia el estrés y fortalece la autoestima.

• Promoción de la rotación de puestos de trabajo y horarios de trabajo fijos, por ejemplo, los miembros del equipo que tratan con cadáveres durante algún tiempo deben ser reasignados a otras tareas menos difíciles.

• Animar a los miembros del equipo a cuidar físicamente y descansar regularmente.

• Aquellos que proporcionan apoyo emocional deben escuchar atentamente y garantizar la confidencialidad y el manejo ético de las situaciones personales y laborales.

• Redefinir las crisis como potencial de crecimiento.

• Involucrar a la familia en los procesos de ayuda y concienciación.

• Reducir los factores estresantes y evaluar los estados emocionales subyacentes antes y durante la emergencia.

• Crear oportunidades para la reflexión, la catarsis y la integración de la experiencia. Reconocer que la ira de alguien no es personal, sino una expresión de frustración, culpa o preocupación.

• Siempre que sea posible, el equipo involucrado en la emergencia debe participar en reuniones de asesoramiento grupal.

Recomendaciones para los rescatistas después de reanudar la vida diaria:

• Vuelva a su rutina lo antes posible.

• Hacer ejercicios físicos y de relajación.

• Ponte en contacto con la naturaleza.

• Descanse y duerma mucho.

• Coma comidas equilibradas regularmente.

• No trate de reducir el sufrimiento mediante el consumo de drogas y alcohol.

• Participar en actividades familiares y sociales.

• Observar y analizar sus sentimientos y pensamientos; reflexionar sobre lo que has experimentado, y su significado en la vida.

En el nivel primario, el equipo médico debe tener entrenamiento básico de salud mental para que pueda manejar procesos simples de apoyo psicosocial. También se debe anticipar el apoyo emocional y el asesoramiento, así como los equipos ambulatorios de salud mental que apoyan la atención médica.

A nivel secundario, es importante planificar unidades de intervención en crisis en determinadas zonas (como emergencias y morgues) y para la atención de salud mental en general, hospitales donde hay muchos pacientes de gripe. Los efectos retardados (a medio y largo plazo) que se producen en situaciones catastróficas deben tenerse en cuenta al diseñar estrategias de intervención adecuadas para su eficaz prevención y control. Sin embargo, las respuestas institucionales más comunes se basan en la atención psiquiátrica individual y sólo llegan a un número muy limitado de personas afectadas.

ESTRATEGIAS DE COMUNICACIÓN MASIVA

L a disponibilidad de información veraz, transparente y oportuna es vital para la restricción emocional de los miembros de la familia y de la población en general.

Las autoridades y líderes comunitarios deben estar dispuestos a proporcionar información directamente a individuos o grupos, pero también a responder preguntas y estar preparados para encontrar respuestas a estas preguntas.

Los medios de comunicación tienen un doble carácter: por un lado, son empresas con fines de lucro y, por otro lado, tienen una enorme responsabilidad social por los servicios públicos que ofrecen. La información sobre desastres, como las pandemias, se puede utilizar para alimentar y manipular el interés morboso del público. Sin embargo, es necesario insistir en informes éticos y sensibles sobre estos acontecimientos; los medios de comunicación deben hacer una contribución responsable a la tranquilidad de los ciudadanos proporcionando información veraz y equilibrada.

Un problema común es el número de personas que van a hospitales, centros de salud, morgues y otros lugares en busca de familiares o amigos (enfermos o muertos). Esto causa problemas de congestión y desorganización. Se deben encontrar soluciones para estas situaciones que sean adecuadas, humanas y respetuosas con estas personas.

El sector de la salud debe coordinarse con las organizaciones encargadas de hacer cumplir la ley y de ayuda humanitaria para conquistar, cuidar y controlar a las multitudes. En la mayoría de los casos, la multitud no es agresiva, pero deben organizarse para que puedan obtener la información correcta. El acceso a los centros de salud también debe limitarse a individuos o grupos pequeños.

Para estas tareas de comunicación, es importante buscar el apoyo de vecinos y organizaciones de la sociedad civil con un amplio conocimiento de la población, sus costumbres y talento humano.

Es aconsejable que las autoridades e instituciones públicas tengan portavoces específicamente responsables de la gestión de la información y puedan recurrir a la población para la moderación emocional. Es aconsejable tener sesiones informativas regulares y utilizar boletines oficiales para evitar ambigüedades.

Informar al público sobre la posibilidad de una pandemia importante no es una opción, sino un paso que debe tomarse sin lugar a dudas. Las razones son claras:

• Las personas pueden estar preparadas y pueden ayudar a preparar a quienes les rodean (familia, comunidad, lugar de trabajo, etc.).

• La comunidad puede cooperar con los esfuerzos oficiales del gobierno y otras autoridades.

• Una vez que la epidemia está en marcha, las personas informadas pueden protegerse mejor a sí mismas y a sus familias.

La comunicación de riesgos es esencial, y la estrategia básica es crear un ambiente de confianza mutua entre personas, autoridades y comunicadores. Antes de que estalla la epidemia, el objetivo de la comunicación es llegar a un punto medio en el que se proporcione información precisa sobre los riesgos y peligros existentes, creando un nivel adecuado de miedo en la concienciación, al tiempo que se ayuda a abordar el problema y preparar a la población. El objetivo es evitar los extremos, es decir, los anuncios tibios que no rompen la apatía de la población, o los alarmantes informes que despiertan gran miedo y pueden causar pánico.

La comunicación de riesgos es vital desde el punto de vista de la salud mental. Una buena estrategia de comunicación masiva es fundamental para mantener un estado emocional tranquilo y apropiado; una población bien informada puede actuar adecuadamente, protegerse mejor y ser menos vulnerable en términos de aspectos psicosociales.

CONCLUSIONES

Hacer frente a una emergencia epidémica que ha causado un gran número de enfermos y muertos no es sólo un problema para el sector de la salud; otros actores como las agencias guberna-mentales, las ONG, las autoridades locales y la propia comunidad están involucrados.

Las medidas inmediatas más comunes para ayudar a crear un clima de orden y calma emocional incluyen:

• Obtener una respuesta correcta y ordenada de las autoridades.

• Proporcionar información veraz y oportuna; una buena estrategia de comunicación masiva es esencial para mantener la calma y un estado emocional adecuado durante todas las fases (antes, durante y después)

• Promover la cooperación interinstitucional y la participación comunitaria.

• Garantizar los servicios básicos de salud, incluido el componente psicosocial. Priorizar la atención de salud mental para los grupos más vulnerables, teniendo en cuenta las diferencias de género y edad.

• Proporcionar primeros auxilios emocionales a los enfermos y sus familias, en gran medida a través de una atención sanitaria eficiente y ayuda humanitaria.

• Anticipar un aumento en el número de personas con síntomas de tristeza no resuelta o trastornos psiquiátricos y brindarles la atención adecuada.

• Asegurar la gestión cuidadosa y ética de los organismos, estableciendo un sistema de informe de muerte ordenado e individualizado.

• Evitar la cremación o el entierro en tumbas comunales. Apoyar la rápida transferencia de restos a los miembros de la familia para que se puedan respetar los deseos y costumbres de la población.

• Los servicios de salud mental deben organizarse según sea necesario en una situación epidémica.

Según la cultura, las experiencias traumáticas, las pérdidas y el dolor, necesariamente toman diferentes formas de expresión. Los conceptos prevalecientes de la vida y la muerte y los ritos funerarios para los seres queridos son importantes para aceptar y entender lo que sucedió.

En esta revisión se examinó cómo la comprensión, la experiencia y la respuesta a la Pandemia de Gripe Española han evolucionado con el tiempo. Si bien se han realizado progresos significativos en la mitigación de los efectos pandémicos, en gran medida debido a los avances en las intervenciones farmacéuticas y la vigilancia, todavía hay poco en la pandemia de gripe de 1918. Las pandemias son intrínsecamente inciertas y requieren políticas flexibles para responder a los brotes a medida que se desarrollan. Si bien se pueden obtener conocimientos de experiencias pasadas, es poco probable que el siguiente evento imite el pasado. Se requieren esfuerzos continuos para mejorar la vigilancia, la coordinación y la planificación de los recursos locales, nacionales e internacionales para reducir y gestionar futuros brotes de la manera más eficaz posible. A pesar de toda la incertidumbre que rodea a las pandemias de gripe, la historia ha demostrado que se producen en ciclos, aunque impredecibles, y no se trata de cuándo se producirá otra, sino de estar listos para afrontarla.